W0296407

Schirner Verlag

Gitta Kistenmacher

Pranayama

Die Atemschule des Hatha-Yoga

Übungsbegleiter zum tieferen Verständnis
der Pranayama-Praxis

Schirner
Verlag

Haftungsausschluss

Die Übungen und Informationen in diesem Buch sind kein Ersatz für eine ärztliche, heilpraktische oder therapeutische Behandlung. Sie führen alle Übungen in eigener Verantwortung durch. Weder der Autor noch der Verlag können für eventuelle Folgen, die sich aus den im Buch gemachten praktischen Hinweisen ergeben, eine Haftung übernehmen.

ISBN 978-3-8434-1048-9

Gitta Kistenmacher:
Pranayama
Die Atemschule des Hatha-Yoga
Übungsbegleiter zum tieferen
Verständnis der Pranayama-Praxis

Umschlag: Murat Karaçay, Schirner
Redaktion: Claudia Simon, Schirner
Satz: Simone Wenzel, Schirner
Printed by: OURDASdruckt!, Celle, Germany

www.schirner.com
1. Auflage 2012

Inhalt

Vorwort

von Klaus König

Pranayama ist ein wichtiger Bestandteil der praktischen Umsetzung des Yogaweges. Die heute vorherrschende Asana-Praxis spielte in den klassischen Yogatexten nur eine untergeordnete Rolle. Stattdessen wurde dem Pranayama – den Techniken zur Beeinflussung des Atems bzw. des *prana* – ein großer Raum gegeben.

In den überlieferten Schriften finden sich sowohl Beschreibungen für die reine Betrachtung des Atems im Sinne von Meditation als auch für die Beeinflussung des Atems durch ausgefeilte Übungen. Das Spektrum reicht von der Betonung der Atempause durch langes Halten des Atems bis hin zu einer Regulierung des Flusses der Lebensenergie.

Der Begriff »Pranayama« wurde zum ersten Mal in einzelnen frühen Upanishaden wie der »Chandogya-Upanishad« erwähnt. Deren genaue Datierung ist bis heute nicht exakt gelungen. Es wird vermutet, dass Teile der frühen Upanishaden 2 500 Jahre alt sind.

Im »Yogasutra« des Patanjali, dem aus heutiger Sicht wichtigsten Grundlagentext des Yoga, wird der Umgang mit dem Atem an mehreren Stellen beschrieben. Zunächst wird »das vollständige Ausstoßen und Zurückhalten des Atems« genannt (PYS I.34). Später ist Pranayama eines der Glieder des bekannten achtgliedrigen *(ashta-anga)* Yoga nach Patanjali. Dieser geht dort ausführlich auf den Atem ein und betrachtet diesen in Bezug auf seine Bestandteile Ein- und Ausatmung sowie die Atempause. Obgleich keine konkreten Techniken beschrieben sind, werden die wesentlichen Punkte erwähnt, die bei der Arbeit mit dem Atem wichtig sind. Der Ort, die Dauer und die Anzahl der Atemzüge werden hier ebenso genannt wie die beiden wichtigsten Qualitäten *dirgha* (lang) und *sukshma* (fein).

Hier – wie auch in früheren Textstellen der indischen Tradition, wie den Upanishaden – wird der Atem als Bindeglied zwischen Körper und Geist betrachtet. Noch deutlicher wird dieser Bezug in den Texten des Hatha-Yoga hergestellt.

So heißt es in der »Hathapradipika«: »Wenn der Atem gestört ist, wird auch der Geist gestört« (HYP II.2), und im vierten Kapitel wird wiederholt betont, dass die Kontrolle des Atems und des Geistes sich gegenseitig beeinflussen und voneinander abhängen (HYP IV.21–23).

An diesen Stellen lässt sich leicht erkennen, dass der Hatha-Yoga weit über die bekannten Körperübungen (Asanas) hinausgeht. Der häufig erwähnte Gegensatz zwischen dem Hatha- und dem oft als überlegen dargestellten Raja-Yoga besteht in den ursprünglichen Yogatexten nicht.

In diesem Zusammenhang ist es wichtig, die Begriffe »Hatha« und »Raja« zu klären. Während wörtlich übersetzt *hatha* die Bedeutung von »Zwang«, »auf seinen Kopfe bestehen« oder auch »Gewalt, Notwendigkeit« haben kann,[1] werden die beiden Silben *ha* und *tha* symbolisch sehr unterschiedlich interpretiert.

In der »Hathapradipika« – einem der bedeutendsten Texte des Hatha-Yoga – ist die am häufigsten gebrauchte Bedeutung die von *prana* und *apana* – den beiden essenziellen Formen der Lebensenergie. Hatha-Yoga kann folglich als ein Yoga der Beeinflussung dieser Energien betrachtet werden.

Wesentlich unklarer ist die Situation beim Raja-Yoga. Die wörtliche Übersetzung von *raja* als »König« oder »Herrscher« hilft hier zunächst nicht weiter. Oft wird die auf Patanjalis »Yogasutra« basierende philosophische Weltsicht *(darshana)* als Raja-Yoga bezeichnet. Swami Vivekananda gab seiner Übersetzung dieses Textes den Titel »Raja-Yoga«. Der Begriff taucht jedoch bei Patanjali selbst nicht auf. Man findet ihn zwar in der »Hathapradipika«, er wird dort aber im Sinne der meditativen Techniken gebraucht, und es wird die enge Verflechtung beider Yogaformen betont. Die Methoden des Hatha-Yoga sollen bei der Vervollkommnung des Raja-Yoga helfen (HYP I.1–2; I.69). Dort heißt es sogar: »Vollendung im Raja-Yoga verlangt Hatha-Yoga-Übung; umgekehrt gilt das Gleiche, deshalb sind beide zu üben!«[2]

Die Übergänge zwischen den Körperübungen und den Atemübungen des Yoga lassen sich nicht klar definieren. Weil der Atem ein mit dem und im Körper stattfindender Prozess ist, muss jener in jeder Körperhaltung bzw. bei jeder Bewegung berücksichtigt werden.

Im Verlauf des Übens und mit fortschreitender Erfahrung wird die Bedeutung von Empfindungen auf körperlicher Ebene womöglich gegenüber energetisch erfahrbaren Phänomenen in den Hintergrund treten, doch eine Verbindung zwischen den anatomischen Strukturen und den energetischen Prozessen bleibt bestehen.

Auf den überlieferten Texten des Hatha-Yoga bauen letztlich auch alle modernen Pranayamas auf. Hat sich auch der Einsatz der Atemtechniken von einem zentralen zu einem eher ergänzenden Bestandteil des Hatha-Yoga verschoben, so spielt hier aber der bewusste Umgang mit dem Atem nach wie vor eine wichtige Rolle. Innerhalb der Hatha-Yoga-Systeme, die Atemfluss und Bewegung koordinieren (Vinyasa, Flow, Power, Ashtanga-Vinyasa, Karana usw.), wird deshalb auch immer wieder ein direkter Bezug zu diesen ursprünglichen Quellen hergestellt. Meist wird empfohlen, den bei Patanjali erwähnten langen und feinen Atem zu praktizieren oder den Atem mit der in der »Hathapradipika« erwähnten Ujjayi-Atmung zu beeinflussen.

Für die Übungspraxis des modernen (besonders des westlich geprägten) Menschen, der mit den Techniken des Yoga einen Ausgleich bzw. eine Bereicherung für seinen normalen Alltag schafft, spielen die in den Quellentexten beschriebenen Methoden des Pranayama aber nur eine untergeordnete Rolle. Einerseits entstammen diese Methoden unterschiedlichen Zeiten und Kulturen, andererseits wurden diese Texte von und für Menschen entwickelt, für die der Weg des Yoga der Mittelpunkt ihres Lebens war. Würde man den konkreten Anleitungen, beispielsweise denen der »Hathapradipika« oder »Gheranda Samhita«, folgen, müsste bereits eine einzige Atemtechnik mehrere Stunden täglich geübt werden. Es ergibt sich also die Notwendigkeit, in Auswahl und Intensität der Übungspraxis ein angemessenes Maß zu finden. Was für »Vollzeityogis« eine praktikable Methode sein mag, kann nicht für jeden Yogapraktizierenden gelten. Wenn die Techniken des Yoga von Menschen mit normalen Arbeits- und Familienleben angewendet werden sollen, müssen sie angepasst werden. Das bedeutet jedoch nicht, dass Pranayama nicht für den modernen Menschen geeignet wäre.

Das moderne Übungssystem des Pranayama hat seine Grundlage in den überlieferten Texten der Yogatradition, bildet aber nach den Worten Sjomans eine »lebendige Tradition«[3], die sich ständig verändert, anpasst und auch neue Impulse integriert.

Pranayama ist ohne Zweifel eine der wirkungsvollsten Methoden, den Geist zu zentrieren. Ob diese nun als Bestandteil eines modernen Fitness- oder Wellnessdenkens oder als vorbereitender Schritt für die Meditation verstanden und praktiziert wird, der den Einstieg in die mehr geistigen Praktiken des Yoga bietet, bleibt letztlich jedem Übenden selbst überlassen.

Kapitel I

Pranayama-Vorbereitung

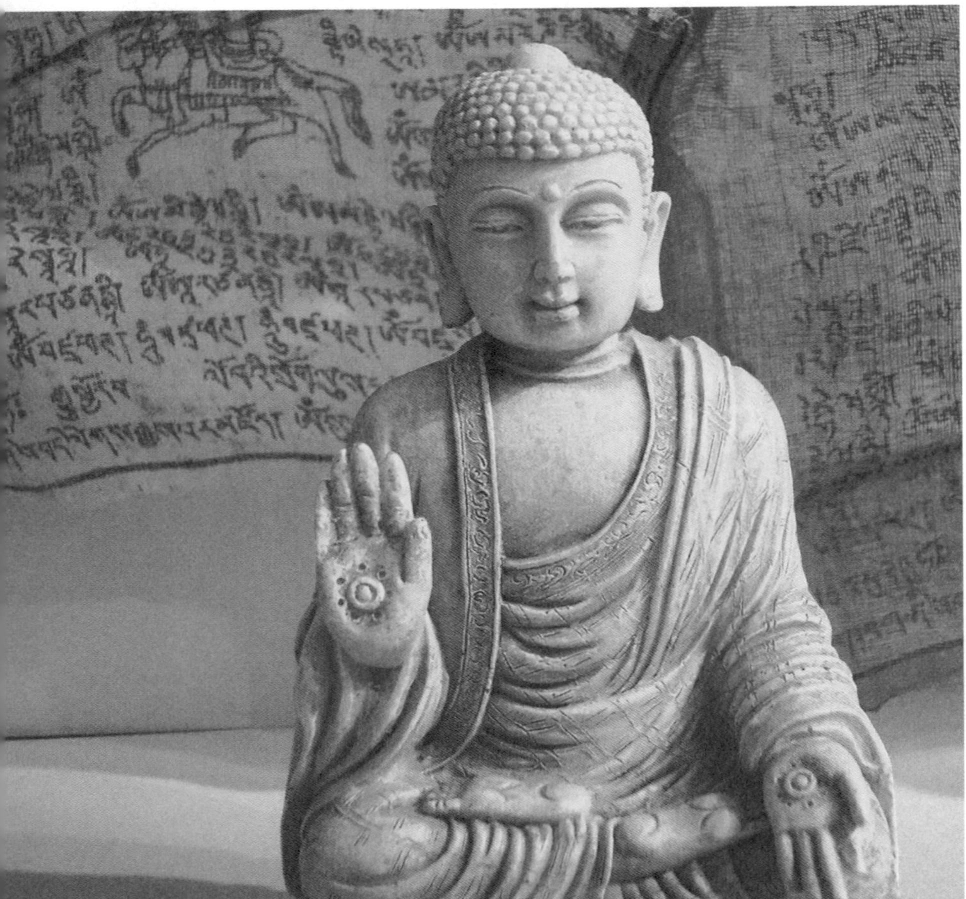

Voraussetzungen für die Pranayama-Praxis

Einleitung

»Ein kranker oder unruhiger Mensch zerstreut sein *prana* außerhalb des Körpers, weil Blockaden den Fluss des *prana* innerhalb seines Körpers behindern. Eine ruhige, gesammelte und gesunde Person kann mehr *prana* im Körper halten.«[1]

Der Sanskritbegriff *pranayama* setzt sich zusammen aus *prana* (Lebensenergie) und *ayama* (ausdehnen, verlängern, nicht zerstreuen, auch: regeln, lenken, kontrollieren). *Prana* manifestiert sich im Atem, d. h., die Atmung ist Träger der Lebensenergie. Diese wird mit Praktiken zur Verlängerung der Aus- und Einatmung und zur Ausdehnung der Atemanhaltephasen Atemfülle und Atemleere unter Einsatz bestimmter Verschlüsse *(bandha)* auf gewünschte Weise gelenkt und gebündelt.

Verflochten ist diese Prozedur mit der altindischen Vorstellung, dass jeder Mensch in seinem Leben über eine begrenzte Anzahl von Atemzügen verfügt. Somit wurden und werden Atemverlängerung und Atemanhalten auch mit der Aussicht auf Lebensverlängerung praktiziert.[2] Die Hatha-Yoga-Texte versprechen in dem Zusammenhang sogar eine verjüngende Wirkung. Jemand mit »langem Atem« gilt als gelassen und belastbar.

Die Basis, auf der Pranayama aufbaut, ist Asana. Das für die Pranayama-Praxis erforderliche lange aufrechte Sitzen mit gekreuzten Beinen wird durch die Asana-Praxis vorbereitet und wesentlich erleichtert. Asana und Pranayama gehören zum yogischen Übungsweg *(sadhana)*, der über physische Abläufe Zugang zum psychisch-mentalen Geschehen erhält.

asana
Yoga-Körperhaltung

Sowohl im etwa 2000 Jahre alten klassischen achtgliedrigen Yogamodell Patanjalis als auch in den etwa 1400 Jahre jüngeren Hatha-Yoga-Texten[3] werden der Zusammenhang und die Wechselwirkung von Atem und Psyche thematisiert. Sinngemäß heißt es dort: Ein ruhiger Atem besänftigt den Geist, und einem ruhigen Geist folgt ein Stillsein des Atems. Pranayama fördert die innere Ruhe und bereitet damit die vier weiteren meditativeren Glieder des Ashtanga-Yoga vor, womit wir an Patanjalis Eingangs-Sutra anknüpfen können, das Yoga als *chitta vritti nirodha* definiert, was sich mit »Yoga ist das Zur-Ruhe-Kommen sinnlich-mentaler Aktivität« übersetzen lässt.[4]

ashta = acht;
anga = Glied

Gibt man auf Wikipedia den Begriff »Pranayama« ein, so wird treffend ausgeführt, Pranayama bezeichne »die Zusammenführung von Körper und Geist durch Atemübungen«. Aber wie genau geht das vor sich?

Der Atem vermittelt zwischen grobstofflichem Leib und feinstofflich-energetischem Netzwerk, das – laut Hatha-Yoga-Konzept – an Ersteren gebunden ist. Aus yogischer Sicht erklären sich somit Anwendungs- und Wirkungsweisen von Yogahaltungen und Atemübungen erst unter Berücksichtigung der Hatha-Yoga-Feinstoffphysiologie (Siehe: S. 58 ff.).

mala
Schlacken, Unreinheiten, psychische Belastungen – alles, was das Wohlbefinden trübt und die Wahrnehmung verschleiert

Bei den Übungen geht es zunächst darum, sich von Schlacken, also Unreinheiten *(mala)*, zu befreien, welche den Pranafluss blockieren. Dieser Reinigungsvorgang geht über normale Stoffwechselprozesse des Körpers hinaus, bei denen Abfallprodukte über Ausscheiden (10 %), Ausschwitzen (20 %), Abhusten und Ausatmen (70 %) entsorgt werden. Das System soll ganzheitlich ins Gleichgewicht gebracht werden. Eine Reduktion von *mala* fördert nicht nur die Gesundheit und steigert somit das Wohlbefinden, sondern schafft auch Raum für die Aufnahme von mehr Lebensenergie. So wird die Entwicklung innerer Kraft unterstützt.

vinyasa
in besonderer Weise, wohldurchdacht *(vi)* zusammengestellter *(nyasa)* fließender Bewegungsablauf

karana
Bewegungsablauf bestehend aus aneinandergereihten Asanas

Wir isolieren Pranayama also nicht aus dem Hatha-Yoga-System. Voraussetzung dafür ist eine regelmäßige Asana-Praxis. Außerdem wird ein pranischer Atem nicht erst mit Pranayama relevant. Bereits in der Asana-, der Vinyasa- und der Karana-Praxis sind wir darum bemüht, den Atem ungehindert fließen zu lassen und einen unruhigen, nach außen gerichteten Geist in die Qualität des Atems einzubeziehen. Zudem wurden im Hatha-Yoga wertvolle Atemübungen entwickelt, welche mithilfe einfacher Bewegungsabläufe im Liegen oder Stehen die unterschiedlichen Pranayama-Funktionen gezielt vorbereiten. Dieses Warm-up ist notwendig, um die Atemorgane nicht zu überfordern.

Klassische Pranayamas hingegen werden immer im aufrechten Sitz praktiziert, der den Geist wach und aufmerksam halten soll. Ein Yogasitz mit überkreuzten Beinen bildet eine Art Energiekreis und schützt vor dem Entweichen des *prana*.[5]

sthira
fest, stabil, sicher;
sukha
»süß«, angenehm, mühelos, leicht

Die Kriterien für eine erfolgreiche Pranayama-Praxis benennt Patanjali wie folgt: Sobald der Yogin mühelos aufrecht sitzen kann *(sthirasukha)* und sein Atem lang, fein und regelmäßig fließt *(dirghasukshma),* kann mit Pranayama begonnen werden.

sukshma
fein, unangestrengt, auch: regelmäßig;
dirgha
lang, verlängert

Für einen ungehinderten Atem- und Energiefluss ist die Aufrichtung der Wirbelsäule essenziell. Auch bequeme, die Atmung nicht einengende Kleidung und ein gut gelüfteter Raum sind wichtige Voraussetzungen für ein gutes Gelingen.

Essen und Trinken

Zwei Stunden vor der Pranayama-Praxis sollte man nichts Schweres mehr essen. Magen, Darm und Blase sollten leer sein,[6] um die Atmung nicht zu behindern, aber auch um den Raum für subtilere Verdauungsvorgänge freizugeben. Demnach sollte streng genommen 30 Minuten vor Übungsbeginn auch nichts mehr getrunken werden. Ein Schluck Tee oder Wasser bei trockener Kehle oder leichtem Hustenreiz (z. B. durch Heizungsluft) ist jedoch sinnvoll.

ahara
Nahrung;
mitahara
maßvolle Ernährung

Eine maßvolle *(mitahara)* vegetarisch-sattvische Kost kann den Yogin sehr bei der Erreichung seiner Übungsziele unterstützen.[7] Hier gibt es aber keine allgemeingültige Diätregel, zumal die Nahrungsmittelempfehlungen in den Quellentexten je nach regionaler Herkunft der Verfasser variieren. Man sollte zwischen Hatha-Yoga-Tradition und neueren ernährungswissenschaftlichen und auch medizinischen Erkenntnissen gut abwägen.

sattva
einer der drei Gunas (Grundeigenschaften der Natur): rein, lichtvoll, harmonisch

Wichtig sind ein ausgewogener Säure-Basen-Haushalt und die Vermeidung von Schweregefühl durch zu fette, reichhaltige Speisen. Desgleichen ist, wenn schon nicht der Verzicht auf Kaffee und Alkohol, so doch ein achtsamer Umgang mit diesen Genussmitteln geboten. Wenn man zurückgezogen oder eine Zeit lang im *Ashram* lebt, dann lassen sich diese Richtlinien leicht einhalten. Lebt man aber in einer Großstadt, hat Familie und Job, kann das schon schwieriger werden.

sram
»sich anstrengen«;
Ashram
Einsiedelei; spirituelles Zentrum

Man sollte sich deswegen nicht verrückt machen: Nicht Dogma, Zwang oder eine Verordnung von oben führen zu einer yogischen Lebensführung, sondern Einsicht durch Erfahrung und Intuition. Der Yoga hätte sich wohl kaum Tausende von Jahren durch Verbote und rigide Vorschriften gehalten. »Perfektionismus bringt keine Harmonie« war einer der Leitsätze meines ersten Yogalehrers.

Die Nase muss frei sein

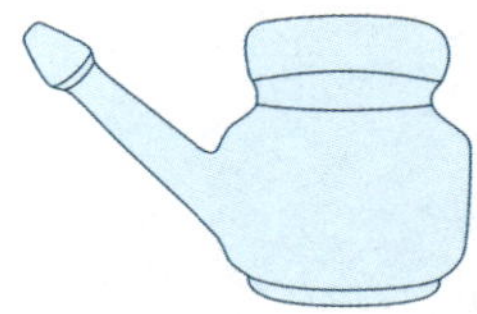

Gegen verstopfte Nasengänge und trockene Schleimhäute hilft die yogische Nasenspülung *jala neti:* Man löst 2,5 g feines Himalaja- oder Meersalz in 250 ml lauwarmem Wasser im Netikännchen *(lota)* auf und spült damit vom linken zum rechten Nasenloch, indem man den Kopf zur rechten Seite neigt. Während der Spülung darf man nicht schlucken. Danach schnäuzt man ganz sanft die Nasenlöcher nacheinander aus. Mit der gleichen Lösung wird dann von rechts nach links gespült. Nach der Spülung ölt man die Nasenwände vorsichtig mit einem Tropfen Mandelöl oder Kokosfett ein.

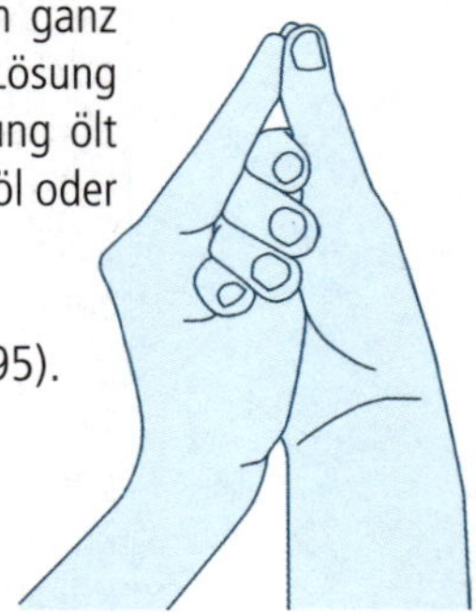

Auch die Muschelhorngeste macht die Nase frei (siehe: S. 95).

Duschen, Baden und Sauna

Unmittelbar nach der Yogapraxis sollte man weder baden oder duschen noch in die Sauna gehen. Ob durch Asana oder Pranayama – Yoga polt den Körper energetisch aus, bringt Balance. Wasser kann den Energiehaushalt wieder durcheinanderbringen, was Energie raubt. Angenehmer ist es, frisch geduscht auf die Yogamatte zu gehen.

Hitze

Einige Atemübungen können Hitze und Schweißausbrüche verursachen. In diesen Fällen darf der Körper keinen Zug bekommen. Normalerweise wird Körperhitze über die Haut und die Lunge abgeführt. Wird der Atem mit voller Lunge angehalten, so entfällt die Kühlung über die Luftbewegung der Lunge, was zu Schweißausbrüchen führt. Dieser kostbare »Yogaschweiß« gilt als pranisch aufgeladen, man sollte ihn weder gleich nach der Übung abduschen noch abwischen, sondern in die Haut einreiben. Das hat Heilwirkung, weil wir uns damit unser persönliches ausgeschwitztes »toxisches Muster« in homöopathischer Dosis wieder zufügen.[8]

Wenn eine Erkältung im Anzug ist, wirkt das Anfachen der Körperhitze durch bestimmte Atemtechniken keimtötend und somit krankheitsabwehrend. Man durchläuft die Symptome schneller. Kühlende Atemtechniken bringen eine kurzfristige Symptomlinderung z. B. bei Heuschnupfen, Asthma oder Hitzewallungen in den Wechseljahren. Längerfristig wird aber z. B. der Hormonhaushalt mit der Blasebalgatmung, die stark aufheizt, gestärkt.

Menstruation und Schwangerschaft

Als Vorsichtsmaßnahme rate ich Schwangeren von fortgeschrittenen Pranayamas mit langen Atemverhaltungen ab. Die weiter unten im Buch beschriebenen Vorbereitungsübungen können aber ausnahmslos geübt werden.

apana vayu
»Herab-Atem« *(apa-ana)*;
auch: »Mondatem«
abgebende, ausscheidende Kraft im unteren Bauchraum

Weil *apana vayu*, eine der fünf im menschlichen Körper wirkenden Lebenskräfte, u. a. für die Ausscheidung von Menstruationsblut zuständig ist, sollten während der Mensis alle Übungen vermieden werden, die *apana vayu* aufhalten bzw. umlenken, also vor allem *mula bandha*, der Wurzelverschluss.

Mit der Menstruation wird der Körper regelmäßig auf natürliche Weise entsäuert. Nicht wenige Frauen leiden am prämenstruellen Syndrom, welches dadurch bedingt ist, dass, je länger die letzte Monatsblutung her ist, der Säure-Basen-Haushalt mehr ins Saure kippt. Fällt diese monatliche Entgiftung weg, zapft der Körper seine Mineralstoffdepots an, um die Säuren zu neutralisieren. Das größte Depot liegt unter der Kopfhaut und versorgt den Haarwuchs. Haarausfall oder schütteres Haar können daher typische Beschwerden im Klimakterium sein. Eine Frau sollte ihre Menstruation nicht ausbremsen.[9]

Kontraindikationen

Bei Bluthochdruck und Herzbeschwerden wird vom Atemanhalten in der Atemfülle abgeraten.

Aus schulmedizinischer Sicht lassen sich eine ganze Reihe von Kontraindikationen für Pranayama aufführen, jedoch zeigt die Praxis, dass bereits einfachste Atemübungen Selbstheilungskräfte freisetzen können. So berichten z. B. Asthmatiker über die lindernde Wirkung kühlender Atemtechniken. Diese können mittels Atemschulung positiv auf deren Atemmuster Einfluss nehmen. Die Methode verspricht Gesundheit, ein langes Leben, Ruhe und Gelassenheit.

Beim Praktizieren von Yoga sollte man aufmerksam die Reaktion seines Körpers beobachten.

Nur für Erwachsene

Klassische Pranayamas sind nicht für Kinder geeignet. Bei diesen sollte nicht in das natürliche Atemgeschehen eingegriffen werden.

Atemmechanismus

Mechanik der Atembewegung

Man unterscheidet Zwerchfell- und Rippenatmung bzw. Abdominal- und Kostalatmung, deren Zusammenspiel die Atemmechanik ausmacht. Die gemeinhin als Bauchatmung bezeichnete Zwerchfellatmung lässt sich im Heben und Senken der Bauchdecke beobachten. Das Zwerchfell ist ein Muskel, der die Einatmung durch Kontraktion, die Ausatmung durch Relaxation ermöglicht.

Atmen wir tiefer, kommt die Rippenatmung zum Einsatz. Tiefes Einatmen hebt den Brustkorb an, dehnt und spannt das Zwerchfell, das mit den unteren Rippen verbunden ist, nach unten. Die Bauchorgane werden verdrängt, wodurch sich der Bauch sichtbar nach außen wölbt. Tiefes Ausatmen senkt den Brustkorb, zieht ihn zusammen und bringt die Wirbelsäule in ihre Ausgangsposition zurück. Es entspannt das Zwerchfell nach oben, wodurch die Bauchorgane wieder Platz haben und sich der Bauch sichtbar Richtung Wirbelsäule bewegt.

Nasenatmung

Normalerweise atmen wir durch die Nase. Die eingeatmete Luft wird in der Nasenmuschel befeuchtet, erwärmt und gereinigt. Staubpartikel bleiben in der Nasenschleimhaut zurück, wodurch die Gefahr einer Infektion der Atemwege verringert wird. Genetisch bedingt übernimmt die Nase die primäre Funktion der Atmung auch deshalb, weil uns die Unterscheidung von Gerüchen vor giftigen Gasen, Rauch, Verdorbenem usw. warnt. Die Mundatmung hingegen kommt notfalls automatisch dann zum Einsatz, wenn die Nase verstopft ist oder bei erhöhtem Sauerstoffbedarf wie z. B. beim Joggen. Beim normalen Atmen fließt die Luft nicht stets zugleich durch beide Nasenlöcher. Ein Nasenloch ist immer aktiver als das andere und zwar in einem Wechsel von etwa zweieinhalb Stunden.

Mit wenigen Ausnahmen, wie z. B. in der Löwenhaltung *simhasana,* atmen wir auch während der Asana-Praxis hauptsächlich durch die Nase. In der Pranayama-Praxis kommt die Mundatmung bei speziell kühlenden Atemtechniken zur Anwendung oder bei einer fortgeschrittenen Variante der Blasebalgatmung durch den zum O geformten Mund.

Äußere und innere Atmung[10]

Physiologisch betrachtet ist die Atmung ein Gasaustausch, bei dem der Körper mit Sauerstoff versorgt wird und Kohlendioxid abgegeben wird. Dies entspricht der äußeren Atmung. Bei der inneren Atmung bzw. der Zellatmung stellen kleinste Blutgefäße den Zellen Sauerstoff zur Verbrennung von Nährstoffen zur Verfügung.

Bei der äußeren Atmung läuft der Gasaustausch in den Lungen folgendermaßen ab: Man atmet ein Luftgemisch in die Lungen ein, das aus 20 % Sauerstoff, 78 % Stickstoff und Spuren von Kohlendioxid und Wasser besteht. Von den Lungenbläschen aus dringt der Sauerstoff zu den roten Blutkörperchen der umgebenden kleinen Gefäße. Als Sauerstoffträger fungiert der rote Blutfarbstoff Hämoglobin. Die roten Blutkörperchen transportieren den Sauerstoff in alle Körperzellen. Dort werden vor allem Zucker- und Fettmoleküle mithilfe des Sauerstoffs verbrannt. Abfallprodukte der Verbrennungsvorgänge sind Kohlendioxid und Wasser. Kohlendioxid wird auf dem Blutweg zu den Lungenbläschen transportiert und ausgeatmet. Die ausgeatmete Luft besteht aus 16 % Sauerstoff, 4 % Kohlendioxid, 6 % Wasser und zum größten Teil aus Stickstoff. Die Sauerstoffversorgung der Organe ist mit ihrer Durchblutung gewährleistet. Das Gehirn allein benötigt 80 % des eingeatmeten Sauerstoffs.[11]

Pranayama führt zu einer Steigerung der Zellatmung. Die Aktivierung der intrazellulären Verbrennung erzeugt innere Wärme und bewirkt »eine tief greifende Belebung«[12].

Vorbereitungsübungen

Atembetrachtung

Übung zur Sammlung des Geistes
Anleitung

Nehmen Sie eine aufrechte Yogasitzhaltung ein. Richten Sie Ihre Aufmerksamkeit auf den mittigen Punkt zwischen Oberlippe und Naseneingängen, und spüren Sie dort den feinen Luftstrom, wie er die Oberlippe streift.

Dauer: 15–30 Minuten

Die erste Instanz, die hier aktiv wird, ist mentaler Natur: ekagrata, die Konzentration auf einen Punkt. Die zweite Instanz ist sinnlicher Natur: *pratyaksha*, das unmittelbare Spüren des Atems.

pratyaksha
direkte Wahrnehmung durch die Sinne

Normalerweise sind Sinneseindrücke die erste Quelle für Ablenkung. Hier aber wird der Sinneseindruck des Atmens zum Objekt der Betrachtung, d. h., der Spürsinn wird in den Dienst der Konzentration gestellt. Der Geist wird in seinem Drang nach Zerstreuung dadurch aufgehalten, dass er sich im gespürten Objekt der Betrachtung bündelt. Wenn die Sinne zurückgezogen und die Gedanken still werden, kommt man geistig im Jetzt an.

Wenn man den Moment des Atmens erlebt, ist man präsent. Im Normalfall ist der Atem wertneutral und eignet sich als Meditationsobjekt. Jedes Sich-ablenken-Lassen – durch Alltagsgedanken oder Sinnesreize – kann als ein Widerstand gegen das Jetzt aufgefasst werden. Sobald dieser Widerstand aufgegeben wird, befindet man sich vollständig in der Gegenwart. Die Aufgabe besteht lediglich darin, Atemzug für Atemzug bewusst zu spüren und diesen einmal hergestellten Kontakt zum Atem zu halten: *dharana*. Das ist eine der leichtesten und schwierigsten Übungen zugleich.

dhr
halten;
dharana
Konzentration, Sammlung

Sobald die Kriterien von Stabilität (sthira) und Mühelosigkeit (sukha) erfüllt sind und der Körper keinerlei Signale mehr aussendet, die uns ablenken könnten (wie z. B. Schmerz, Unbequemlichkeit), werden wir mit einer anderen Art der Unruhe unseres Geistes konfrontiert. Gedanken und Bilder drängen sich auf: Monologe, Dialoge, Abwägungen, Sinneseindrücke – meist Belanglosigkeiten, die uns von der Atembetrachtung abhalten.

Andererseits ist der Kontakt zum Atem immer umso leichter herstellbar, je öfter man sich für diese Übung Zeit nimmt.[13] Das gleichmäßige Kommen und Gehen des Atems und dessen Betrachtung wird zum Garant für einen ruhigeren Geist. Der Verzicht auf Körperbewegungen und ein Rückzug der Sinne (pratyahara) zugunsten der Fokussierung auf den Atem führen den Meditierenden in einen konzentrierten, wachsamen Zustand. Je feiner und leichter wir den Atem geschehen lassen, umso subtiler wird unsere Aufmerksamkeit.

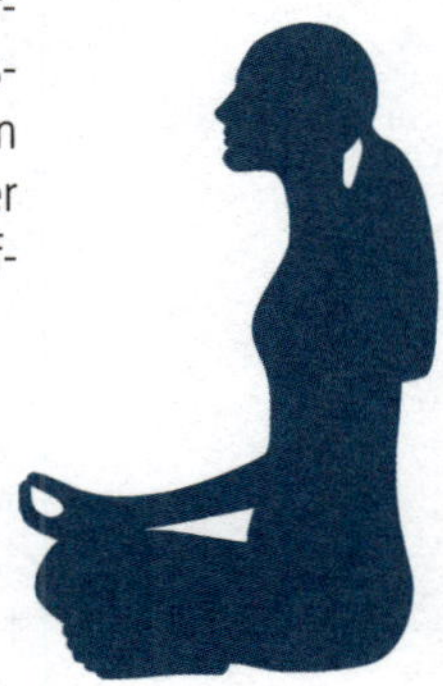

Atemweg – Atemraum – Atemhülle

Übung zur Sensibilisierung für das Atemgeschehen
Anleitung

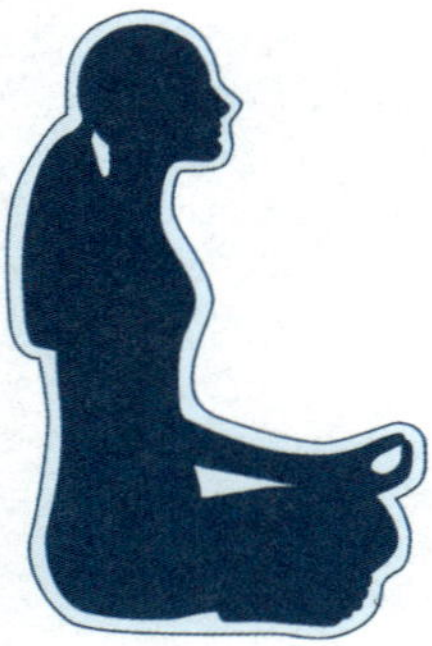

Nehmen Sie eine aufrechte Sitzposition ein. Lenken Sie Ihre Aufmerksamkeit auf den mittigen Punkt zwischen Oberlippe und Naseneingängen, und fühlen Sie dort den feinen Luftstrom, wie er die Oberlippe streift.

Nehmen Sie nach einer Weile mit der Einatmung den feinen Sog nach innen wahr, und überlassen Sie sich diesem Sog. Spüren Sie nun, wie der feine Luftzug die Härchen in der Nasenmuschel bewegt und die feuchten Nasenschleimhäute streift.

ujjayi
»die Siegreiche, die Eroberin«

Spüren Sie dann vom Rachen in den Kehlkopf hinein, und versuchen Sie dort, den feinen Luftstrom zu empfinden. Wenn man ein oder zwei Atemzüge in *ujjayi* macht – der Reibelaut wird durch Verengen der Stimmritze im Kehlkopf erzeugt –, wird man sich des Kehlkopfes eher gewahr.

Spüren Sie allmählich immer tiefer in den Körper hinein. Versuchen Sie, den Luftstrom in der Luftröhre wahrzunehmen. Auch dort befinden sich kleine Härchen, die vom Atem bewegt werden.

Versuchen Sie nun, in den zarten Verästelungen der Bronchien das Atemgeschehen zu spüren.

Fühlen Sie, wie sich der Atem in Ihrer Lunge ausdehnt: im Brustkorb, zu den Flanken und zum Rücken hin bis in die Lungenspitzen in der Schlüsselbeingegend.

Stellen Sie sich vor, wie jede einzelne Körperzelle mit Sauerstoff versorgt wird. Versuchen Sie, den Atem bis in die Fingerspitzen, die Zehenspitzen, bis zum Scheitel und schließlich überall im Körper zu spüren.

Richten Sie Ihre Aufmerksamkeit ein bis zwei Zentimeter über den grobstofflichen Körper hinaus – dorthin, wo gemäß dem Hatha-Yoga-Konzept der feinstoffliche Saum der Atemhülle, *pranamaya kosha*, lokalisiert wird. Versuchen Sie zu spüren, wie sich Ihr Atem über den sichtbaren Körper hinaus ausdehnt.

Treten Sie allmählich wieder den Rückweg an: von der Atemhülle ausgehend in den Körper mit seinen Atemwegen und -räumen, diese hindurch aufwärts und wieder zum Ausgangspunkt zwischen Oberlippe und Naseneingängen zurück.

Dauer: 20–25 Minuten

1. Nasenmuschel (Nasenschleimhäute)
2. Rachen
3. Kehlkopf
4. Luftröhre
5. Bronchien
6. Lunge
7. in jeder Zelle, überall im Körper
8. Atemhülle *(pranamaya kosha)*

Puraka und Rechaka

Übungen zu Ein- und Ausatmung

Die Einatmung ist von Natur aus etwas kürzer als die Ausatmung. Zum einen ist jene aktiver, zum anderen ist der Strömungswiderstand während der Ausatmung größer.

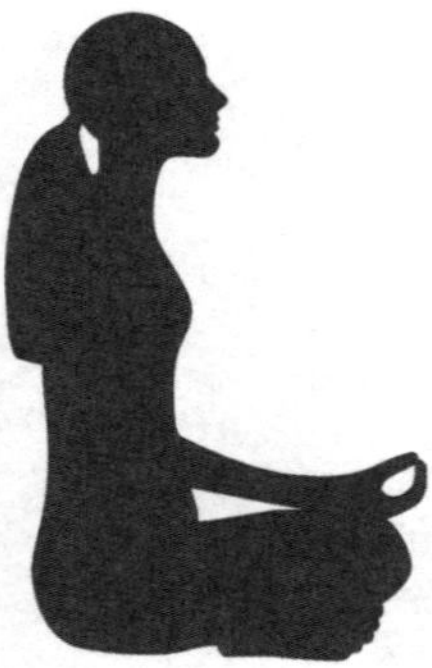

Anleitung I[14]

Nehmen Sie eine aufrechte Sitzposition ein. Geben Sie mit mehreren tiefen Atemzügen Spannung ab, und kommen Sie an: Atmen Sie durch die Nase tief ein, durch den leicht geöffneten Mund mit einem kleinen Seufzer aus. Wiederholen Sie diesen Vorgang so oft, bis Ihr Atem etwas zur Ruhe gekommen ist. Atmen Sie dann weiter durch die Nase – ganz natürlich, möglichst fließend. Spüren Sie mit der Einatmung den feinen, kühlen Sog nach innen und mit der Ausatmung den vom Körper erwärmten Hauch.

Lenken Sie Ihre Aufmerksamkeit nach einer Weile auf die Ausatmung. Werden Sie sich des Aspekts des Loslassens, des Abgebens gewahr, der in der Passivität der Ausatmung begründet ist. Lassen Sie den Atem immer wieder gehen, versuchen Sie nicht ihn festzuhalten.

Versuchen Sie nun, das Moment des Loslassens auch während der Einatmung zu bewahren. Atmen Sie mehr passiv als aktiv ein. Lassen sie die Einatmung kommen. Versuchen Sie, den Aspekt der Gier, der in der Aktivität des Einatmens begründet ist, zu überwinden.

Beobachten Sie schließlich nur noch das Kommen und Gehen des Atems. Lassen Sie sich atmen.[15]

Dauer: 10–15 Minuten

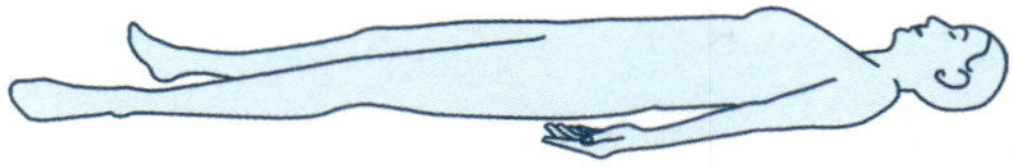

Anleitung II

Begeben Sie sich in eine bequeme Rückenlage. Atmen Sie zu Beginn ein paar Mal tief durch. Dann atmen Sie aus. Spüren Sie, wann genau die Ausatmung endet, um dem Impuls der Einatmung zu folgen. Spüren Sie dann, wann genau die Einatmung endet, um dem Impuls der Ausatmung zu folgen. Nehmen Sie die Zwischenräume Atemfülle und Atemleere wahr, aber verweilen Sie nicht darin, sondern schaffen Sie weiche, fließende Übergänge. Finden Sie zu einem feinen, gleichmäßigen, kaum hörbaren Atemfluss, und versuchen Sie, diesem in seiner jeweiligen Fließrichtung im Körper nachzuspüren.

Werden Sie des Ortes, der Dauer, der Qualität und der Fließrichtung des Atems gewahr.[16] Beenden Sie nach etwa zehn Minuten die Übung mit der Ausatmung, und räkeln Sie sich. Atmen Sie danach normal weiter.

Anleitung III

Wer in der Rückenlage leicht ermüdet und dazu neigt, die Atemachtsamkeit zu verlieren, kann diese Übung auch im aufrechten Sitz ausführen. Oben und Unten sind im Sitzen eindeutiger bestimmt, die Bewegrichtungen sind klarer, der Geist ist wacher.

Samavritti Pranayama

Verlängerung der vier Atemphasen im Gleichmaß

Variante nach Nil Hahoutoff

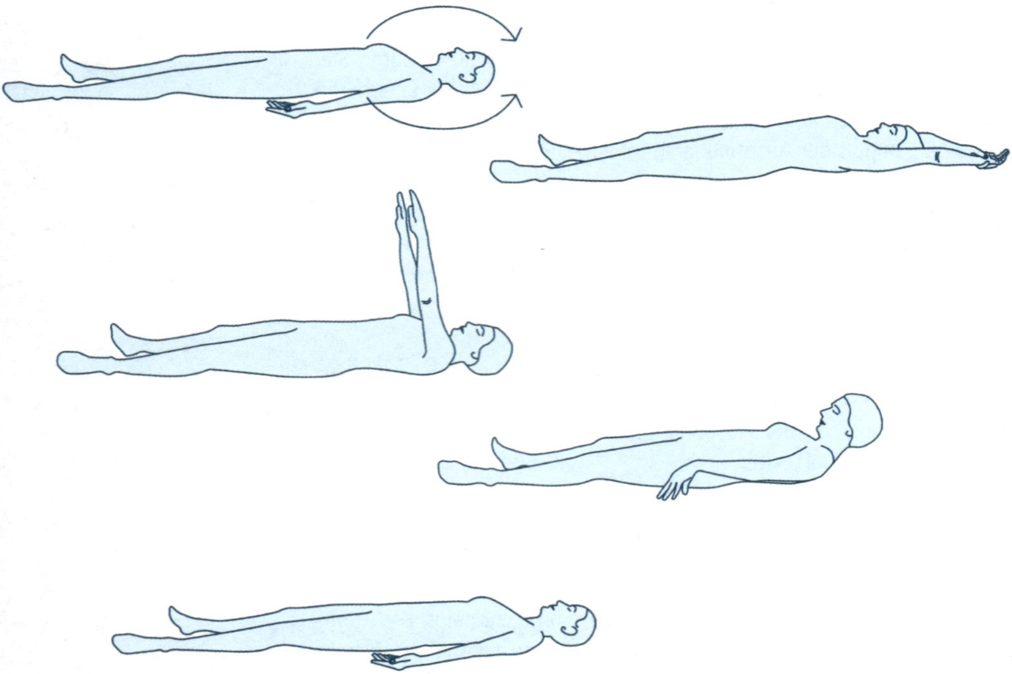

Anleitung

Begeben Sie sich in die Rückenlage, und beobachten Sie Ihren Atem. Spüren Sie den Impuls zur Einatmung, und ziehen Sie mit der Einatmung die Arme gestreckt im großen Bogen über die Seite am Boden entlang hinter den Kopf. Greifen Sie in der darauffolgenden Atempause, der Atemfülle, mit der rechten Hand das linke Handgelenk, ziehen Sie den linken Arm in die Länge. Halten Sie diese Position für einen Moment. Spüren Sie dann den Impuls zur Ausatmung, und lassen Sie mit der Ausatmung das Handgelenk wieder los, um beide Arme nach oben gestreckt zurückzuführen. Wenn die Fingerspitzen den Boden berühren, heben Sie den Kopf an, drücken das Kinn auf das Brustbein und atmen die restliche Luft aus. Spüren Sie nun die Atempause nach der Ausatmung, die Atemleere, legen Sie den Kopf langsam ab, und warten Sie auf den Impuls zur Einatmung.

Mit der Einatmung führen Sie dann wieder die Arme gestreckt über die Seite hinter den Kopf. In der Atemfülle greift diesmal die linke Hand das rechte Handgelenk und zieht den Arm in die Länge. Halten Sie diese Positionen für einen Moment. Beenden Sie diesen Atemzug wie oben beschrieben, und lassen Sie im Anschluss daran den nächsten Durchgang folgen. Je langsamer Sie die Bewegungen ausführen, desto länger werden die Atemphasen. Führen Sie diese Übung mindestens fünfmal aus. Die Lunge benötigt diese Anzahl von Wiederholungen, um ihren Inhalt einmal vollständig auszutauschen und sich zu regenerieren.[17]

Ujjayi-Pranayama – Die Siegreiche

Ujjayi – Atemtechnik und Wirkung

Verengen Sie ohne Anstrengung die Stimmritze im Kehlkopf, sodass in der Kehle ein samtiger Reibelaut entsteht, der an das Rauschen einer Meeresbrandung erinnert. Es kann hilfreich sein, dabei die Zungenspitze so weit wie möglich hinten an den weichen Gaumen zu legen (kleine *khechari mudra*[18]). Bei dieser einfachen Ujjayi-Version soll das Rauschen während des Ein- und Ausatmens gleichmäßig und ohne jede Unterbrechung hörbar sein.

Ujjayi entschleimt den Kehlbereich. Das Verengen der Glottis erhöht den Strömungswiderstand der Atmung, was zur Atemverlängerung führt. Man gewinnt so mehr Kontrolle über den Atem. *Ujjayi* heißt »die Siegreiche, die Eroberin« und meint den Sieg über den Atem. Die Wahrnehmung des bewusst erzeugten Atemgeräuschs hält die Aufmerksamkeit, beruhigt und zentriert. Durch die Verlangsamung des Atems und die leichte Reibung in der Kehle wird im Körper Hitze hervorgerufen, man beginnt zu schwitzen. Anfangs kann *ujjayi* die Kehle austrocknen und im Hals etwas kratzen. In diesem Fall atmen Sie noch behutsamer. Mit fortschreitender Übung »fließt der Atem wie Öl«[19].

Einsatz von Ujjayi

In jeder Aufwärmphase einer Yogastunde, also im Sonnengruß und in diversen anderen Bewegungsabläufen, verstärkt *ujjayi* die Erwärmung des Körpers und fördert die Konzentration. Im südindischen Ashtanga-Vinyasa-Yoga und den daraus in den USA entwickelten Power- und Vinyasa-Yoga-Stilen wird durchgehend *ujjayi* geatmet, auch in den kühlenden Schlusssequenzen.

Mit dem Bewegungsablauf des »Ägyptischen Adlers« lässt sich *ujjayi* bestens einüben.

Anleitung
Ägyptischer Adler mit Ujjayi

tada = Berg;
asana = Haltung

Begeben Sie sich in die aufrechte Standhaltung *tadasana.* Atmen Sie zu Beginn tief aus. Ballen Sie die Fäuste, während Sie einatmen, und stellen Sie sich vor, wie Sie den Atem über die Fingerspitzen in die Fäuste ziehen. Bringen Sie mit der Ausatmung die Fäuste zu den Achselhöhlen. Danach heben Sie die Ellenbogen mit der Einatmung auf Schulterhöhe an, mit der Ausatmung öffnen Sie die Arme im rechten Winkel nach vorne und heben mit der Einatmung die Unterarme wiederum um 90 Grad an. Öffnen Sie die Fäuste mit der nächsten Ausatmung, und lassen Sie den Atem in Ihrer Vorstellung über die Fingerspitzen gehen. Die Position des Pharaos ist erreicht. Halten Sie kurz inne.

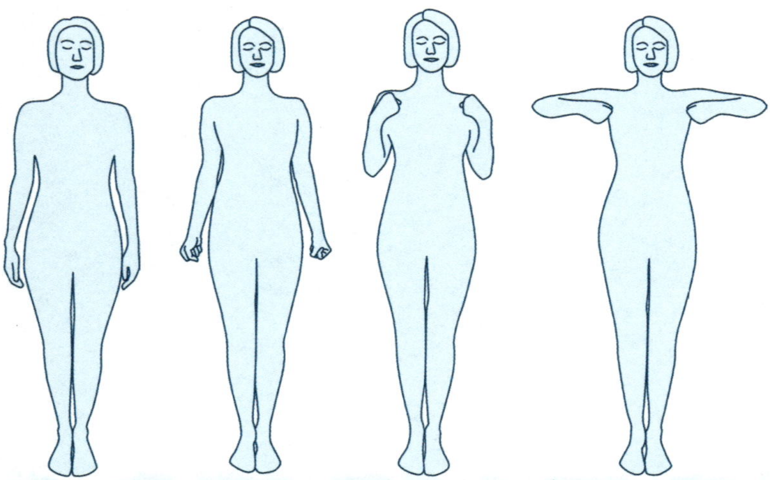

Führen Sie auf dem gleichen Weg die Arme wieder zurück: Ballen Sie mit der Einatmung die Fäuste, ziehen Sie den Atem über die Fingerspitzen in die Fäuste, richten Sie die Unterarme mit der Ausatmung auf Schulterhöhe in 90 Grad zu den Oberarmen aus, und führen Sie die Fäuste mit der Einatmung zu den Achselhöhlen. Bringen Sie die Ellenbogen mit der Ausatmung an die Rippen, und strecken Sie die Arme mit der Einatmung längs zum Rumpf. Danach öffnen Sie mit der Ausatmung die Fäuste und lassen den Atem über die Fingerspitzen gehen.

Atmen Sie sanft, ohne Anstrengung und fließend in *ujjayi*. Führen Sie die Armbewegungen kraftvoll aus. Machen Sie diese Übung drei- bis sechsmal.

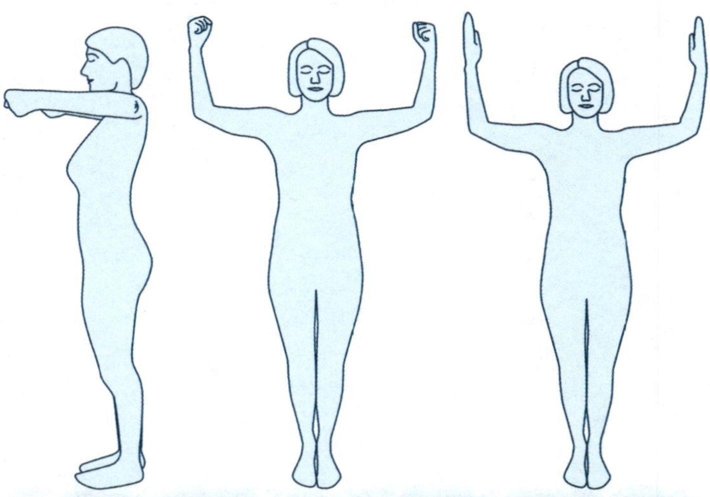

Atemübungen, die Stress abbauen

langhana-betont

Die vier yogischen Grundatemtechniken sind Bauch-, Brust-, Rippen- und Schlüsselbeinatmung. Sie können voneinander getrennt trainiert und bald darauf koordiniert ausgeführt werden. Mit einer gut trainierten Atemmuskulatur wird die Atmung tiefer und leichter. Sobald der Atem ungehindert und spannungsfrei fließt, entfällt das Dirigieren der Muskelbewegungen.

Bauch-, Abdominal- oder Zwerchfellatmung[20]

langhana
»fasten«, verringern

apana vayu
abgebende, ausscheidende Kraft im unteren Bauchraum

Eine Praxis, die den Wirkungsschwerpunkt auf den Bauchraum und die Betonung der Ausatmung legt, ist langhana-betont, d. h., sie fördert innere Ruhe, Introversion, Abkühlung und die Reduktion von *mala*. Die Anregung der im Bauchraum regierenden Kraft *apana vayu* sorgt vor allem für eine gute Verdauung, im Weiteren für einen ruhigen, regenerierenden Schlaf durch die Ableitung von Nervosität.[21]

Anleitung
Einfache Bauchatmung

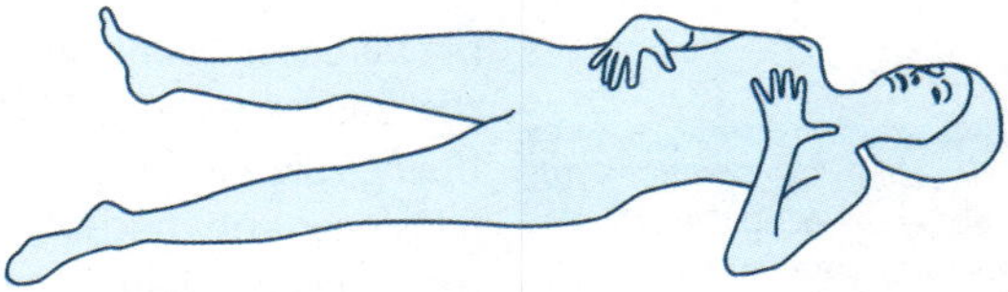

Begeben Sie sich in die Rückenlage. Legen Sie die rechte Hand auf den Bauch, die linke auf den Brustkorb. Beginnen Sie mit einer tiefen Ausatmung. Atmen Sie dann so tief ein, dass sich der Bauch wie ein Ballon wölbt, wobei Brustkorb und Schultern unbewegt bleiben. Dies können Sie mit der linken Hand kontrollieren. Atmen Sie aus, und lassen Sie den Bauch sinken, dabei bleiben Brustkorb und Schultern wieder ruhig liegen. Versuchen Sie, Ihre Aus- und Einatmung zu verlangsamen.

Beenden Sie nach 10 bis 20 Wiederholungen die Übung mit der Ausatmung. Atmen Sie danach normal weiter, und spüren Sie in den Bauchraum.

Apanasana – Verdauungsatmung

Die Verdauungsatmung unterstützt die oben beschriebene einfache Bauchatmung mit Bewegung. *Apanasana* bezeichnet eine Übung, die den *apana* anregt und die Schlacken zum Verdauungsfeuer *agni* hochdrückt. Durch sie werden die Bauchorgane, besonders der Darm, intensiv massiert. Aufgrund dessen wirkt sie verdauungsfördernd sowie gegen Blähungen und Völlegefühl. Die Ausatmung wird intensiviert, was einen Abtransport der luftlöslichen Abfallprodukte über die Atemwege gewährleistet.

apana (vayu)
abgebende, ausscheidende Kraft im unteren Bauchraum

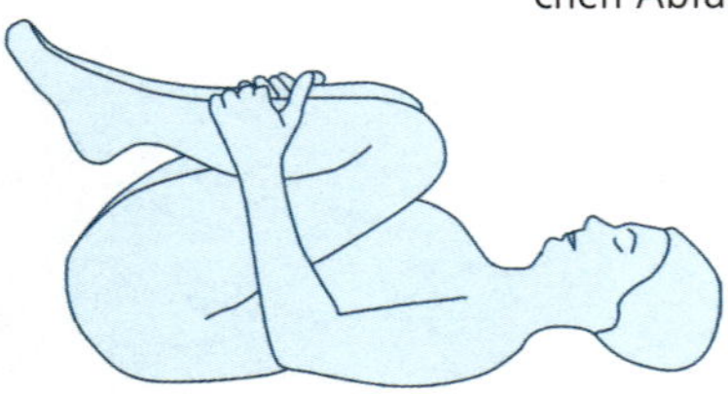

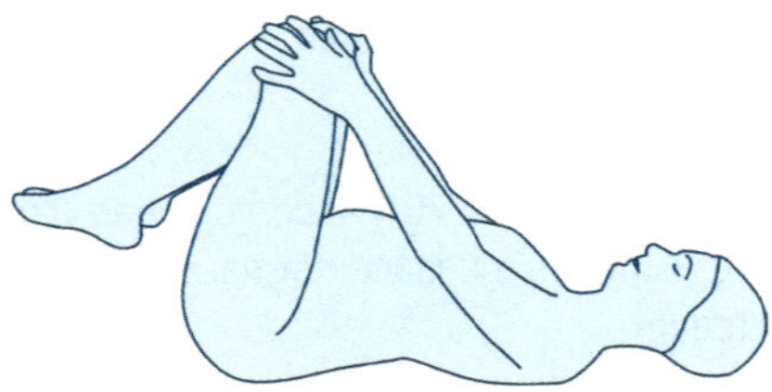

Anleitung Apanasana

Begeben Sie sich in die Rückenlage. *Apanasana* wird stets mit der Ausatmung begonnen. Winkeln Sie die Beine an, und heben Sie diese über den Bauch. Greifen Sie die Knie, und ziehen Sie mit der Ausatmung den Bauch ein, während Sie gleichzeitig die Oberschenkel gegen die Bauchdecke pressen und dabei die Füße nicht überkreuzen. Heben Sie mit der Einatmung die Knie so weit an, bis der Bauch Platz hat, sich auszuwölben.

Konzentrieren Sie sich auf die Verlängerung der Ausatmung, und finden Sie einen angenehmen Atemrhythmus. Beenden Sie die Übung nach 10 bis 20 Wiederholungen mit der Ausatmung, und atmen Sie danach normal weiter. Stellen Sie nun die Füße an den seitlichen Mattenrand, und lassen Sie die Knie locker zueinander fallen. Legen Sie die Hände auf den Bauch, halten Sie dabei den Nabel frei, und spüren Sie in den Bauchraum.

Anleitung
Ardha Apanasana I

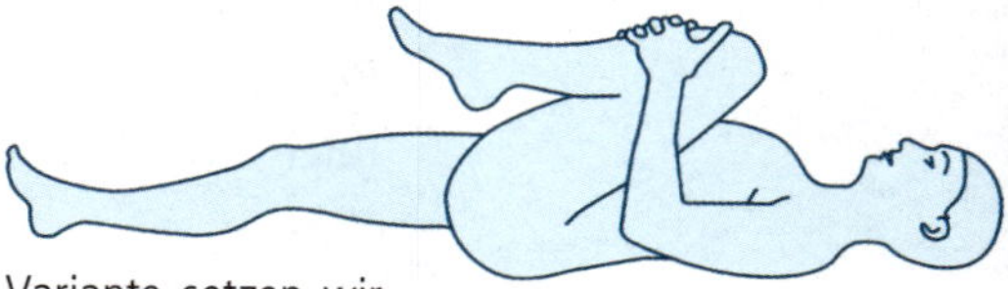

Ardha heißt »halb«. Bei dieser Apanasana-Variante setzen wir jeweils nur ein Bein ein, um die rechts bzw. links unter der Bauchdecke liegenden Organe gezielter zu massieren.

Begeben Sie sich in die Rückenlage. Heben Sie das rechte Bein angewinkelt über den Bauch, und greifen Sie das Knie. Dann ziehen Sie den Bauch mit der Ausatmung ein und pressen gleichzeitig den Oberschenkel gegen die Bauchdecke. Atmen Sie ein, und heben Sie das Knie so weit an, bis der Bauch Platz hat, sich auszuwölben. Machen Sie sechs bis zehn Wiederholungen, lassen Sie danach das Bein ausgleiten. Verfahren Sie anschließend mit dem linken Bein genauso wie mit dem rechten.

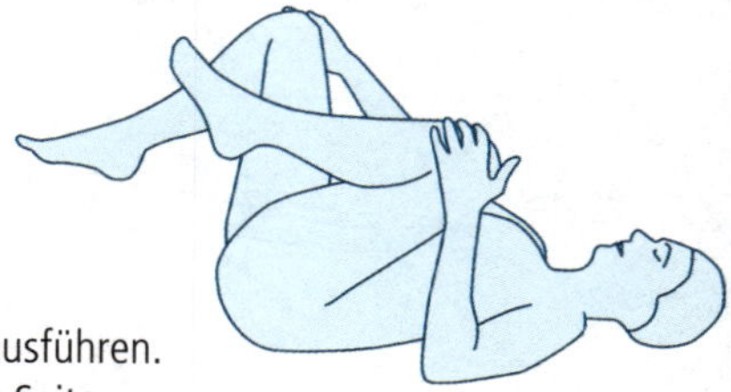

Anleitung
Ardha Apanasana II

Das »halbe« *apanasana* lässt sich auch im Wechsel ausführen. Gemäß der Darmperistaltik beginnt man mit der rechten Seite.

Heben Sie beide Beine angewinkelt über den Bauch, und greifen Sie die Knie. Dann atmen Sie aus und ziehen dabei den Bauch ein, gleichzeitig pressen Sie den rechten Oberschenkel gegen die Bauchdecke. Anschließend atmen Sie ein und heben das rechte Knie an, bis der Bauch voll ausgewölbt ist. Mit der Ausatmung ziehen Sie dann den Bauch ein und pressen den linken Oberschenkel gegen die Bauchdecke. Heben Sie mit der Einatmung das linke Knie an, bis der Bauch voll ausgewölbt ist. Führen Sie die Übung sechs- bis zehnmal aus.

Reinigungsatmung mit Gähnen und Seufzen I nach Nil Hahoutoff

Die Reinigungsatmung nach der Nil Hahoutoff-Schule wirkt in mehrfacher Hinsicht stark ableitend und reinigend. Durch das ausgiebige Gähnen und die damit einhergehende Betonung der Ausatmung wird die Abfuhr luftlöslicher Gifte intensiviert und der Atemapparat somit regeneriert. Die Augen beginnen zu tränen, was ein weiteres Zeichen für die klärende Wirkung ist. Wenn man am Ende der Übung dem Impuls zum hemmungslosen Seufzen nachgibt, werden kleine Sorgen abgeleitet.

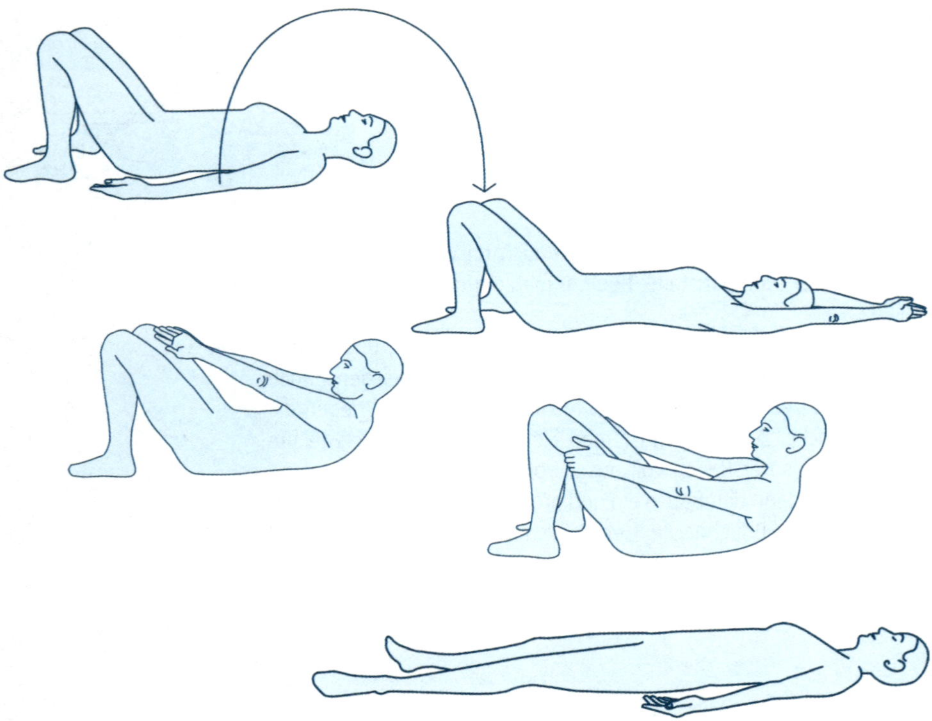

Anleitung I
Variante mit zwei Ausatmungsphasen

Begeben Sie sich in die Rückenlage. Stellen Sie beide Beine angewinkelt, hüftgelenkbreit und parallel zueinander auf. Drücken Sie die Füße fest in die Matte: Das Becken richtet sich auf, wodurch sich der Lendenbereich an den Boden schmiegt. Atmen Sie tief aus. Führen Sie dann mit der Einatmung die Arme gestreckt über oben nach hinten. Legen Sie in der Atemfülle die Handrücken aneinander, dehnen Sie sich nach hinten aus, und richten Sie dann den Oberkörper auf. Die Fingerspitzen zielen in Richtung Knie. Erst jetzt beginnen Sie mit einer sparsam dosierten Ausatmung durch die Nase (1. Ausatmungsphase). Wenn die Grenze der Ausatmung erreicht ist, greifen Sie von außen unter die Oberschenkel und ziehen den Oberkörper an die Beine heran, ohne dass die Füße an Bodenhaftung verlieren. Winkeln Sie die Arme an, ziehen Sie die Schultern nicht hoch, und atmen Sie die restliche Luft aus (2. Ausatmungsphase). Lassen Sie danach die Beine ausgleiten, und legen Sie den ganzen Körper ab. Atmen Sie tief ein, und empfangen Sie mit weit aufgerissenem Mund ein Gähnen und Seufzen. Führen Sie diese Übung vier- bis achtmal aus.

Anleitung II
Variante mit Ausatmung auf »sss«

Wünscht man mehr Kühlung, oder ist die Nase hartnäckig verstopft, kann hier alternativ auch geräuschvoll auf »sss« durch den Mund ausgeatmet werden.

Anleitung III
Variante mit drei Ausatmungsphasen

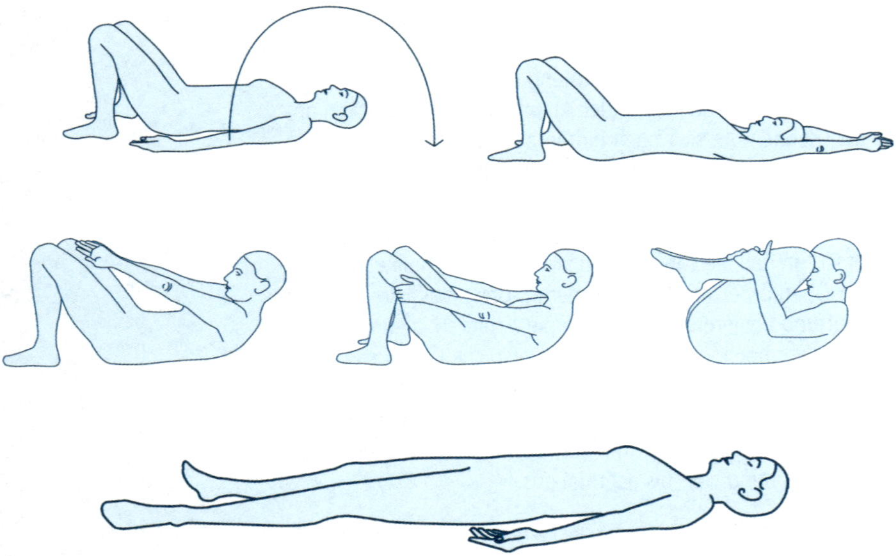

apana vayu
abgebende, ausscheidende Kraft im unteren Bauchraum

Möchte man noch stärker auf *apana vayu* einwirken und die Langhana-Funktion durch Verlängerung der Ausatmung verstärken, kann die Reinigungsatmung nach Nil Haoutoff auch mit *apanasana* abgeschlossen werden.

Dafür greifen Sie nach der zweiten Ausatmungsphase beide Knie, pressen die Oberschenkel gegen die Bauchdecke und bringen Kopf und Knie zusammen. Lassen Sie danach die Beine ausgleiten, und legen Sie den ganzen Körper ab. Atmen Sie tief ein, und empfangen Sie mit weit aufgerissenem Mund ein Gähnen und Seufzen. Führen Sie diese Übung vier- bis sechsmal aus.

HA-Atmung in Vajrasana

Die HA-Atmung mit ihrer abrupten Vorwärtsbewegung des Oberkörpers im Stehen auszuführen, ist etwas veraltet. Man nimmt heute mehr Rücksicht auf den unteren Rücken. Das heftige und laute Ausstoßen des »HA« hilft beim Abbau eventuell vorhandener psychischer Spannung. Fehlgeleitete überschüssige Energien werden abgebaut.

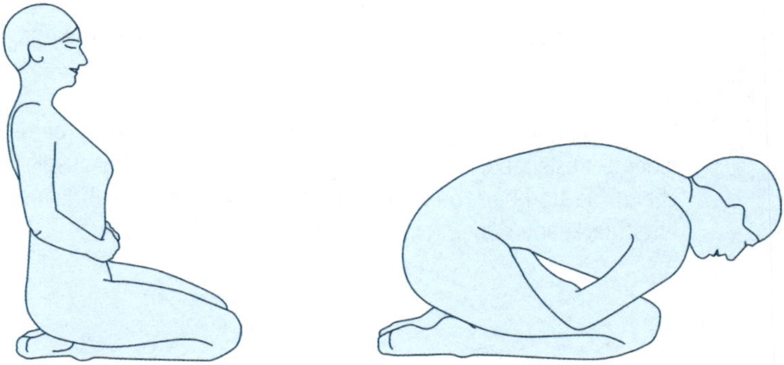

Anleitung

Nehmen Sie den Fersensitz *vajrasana* ein. Legen Sie die geballten Fäuste auf den Unterleib. Atmen Sie zu Beginn tief aus. Es folgt eine tiefe Einatmung. Halten Sie in der Atemfülle kurz inne, bevor Sie dann mit einem lauten Ausatmungsstoß durch den Mund auf »HA« den Oberkörper nach vorn werfen und dabei die Fäuste in den Unterleib drücken. Richten Sie sich tief einatmend wieder auf, und atmen Sie durch. Machen Sie diese Übung fünf- bis achtmal, spüren Sie dann in der Rückenlage nach.

vajra
Donnerkeil, Blitz; Waffe des Gewittergottes Indra

Übungen zur Verlängerung der Ausatmung

Vorbereitung von Anuloma Pranayama durch Rechaka Krama

loma = Haar

Verlängert man die Ausatmung, die von Natur aus bereits etwas länger ist als die Einatmung, so verfährt man anuloma-gemäß, »mit dem Strich des Fells«, also in der natürlichen Ordnung. Steigert man die Verlängerung der Ausatmung in kleinen Schritten, spricht man von einer »Entwicklung der Ausatmung«, *rechaka krama*.

rechaka Ausatmung; *krama* Schritt, Stufe, zeitliche Abfolge

Eine Ausatmungsverlängerung ist langhana-betont, d. h. beruhigend, ausleitend, ein Übermaß an innerer Spannung ausgleichend. Sie stärkt *apana vayu*, was eine verdauungsfördernde und entschlackende Wirkung im yogischen Sinn hat.

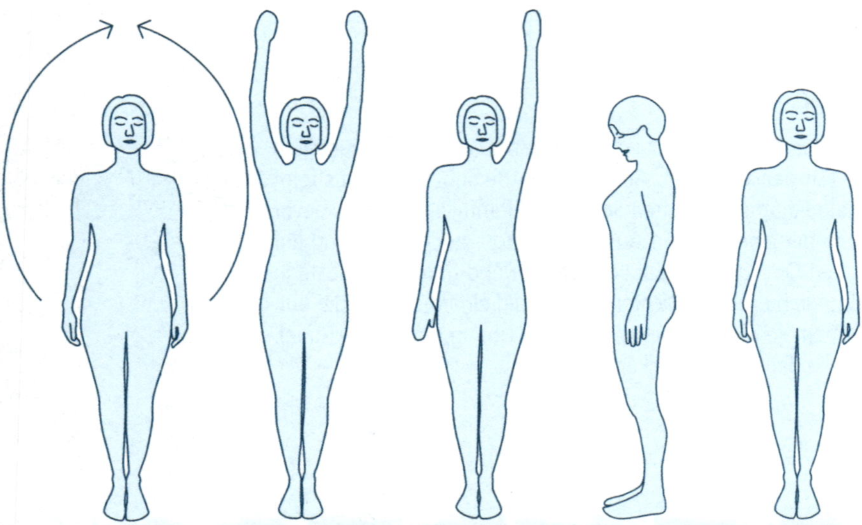

Anleitung I
Verlängerung bis zu drei Ausatmungsphasen in Tadasana

krama eka = Schritt eins;
krama dva = Schritt zwei;
krama tri = Schritt drei

Krama eka: Atmen Sie in der Standhaltung *tadasana* zu Beginn tief aus, und drehen Sie in der Atemleere die Handflächen nach vorne. Bringen Sie mit der Einatmung beide Arme gestreckt über die Seite nach oben, sodass die Handflächen jetzt zueinander weisen. Drehen Sie in der Atemfülle die Handflächen nach vorne, und führen Sie mit der Ausatmung beide Arme gestreckt über vorne in ihre Ausgangsposition zurück. Wiederholen Sie diese Variante dreimal.

Krama dva: Bringen Sie mit der Einatmung wieder beide Arme gestreckt über die Seite nach oben. Nachdem Sie in der Atemfülle die Handflächen nach vorne gedreht haben, führen Sie nun in einer ersten Ausatmungsphase erst den rechten Arm gestreckt über vorne zurück *(eka)* und in einer zweiten Ausatmungsphase den linken *(dva)*. Wiederholen Sie auch diese zweite Variante dreimal.

Krama tri: Nachdem Sie mit der Einatmung wieder die Bewegung der Arme vollzogen und in der Atemfülle die Handflächen nach vorne gedreht haben, beginnen Sie jetzt die Ausatmung in drei Phasen: Zuerst führen Sie den rechten Arm gestreckt über vorne zurück *(eka)*, danach den linken *(dva)*. Zum Schluss lassen Sie den Kopf sinken und ziehen das Kinn zum Brustbein, wobei Sie den Rest Atemluft ausatmen *(tri)*. Diese letzte Variante können Sie fünfmal wiederholen.

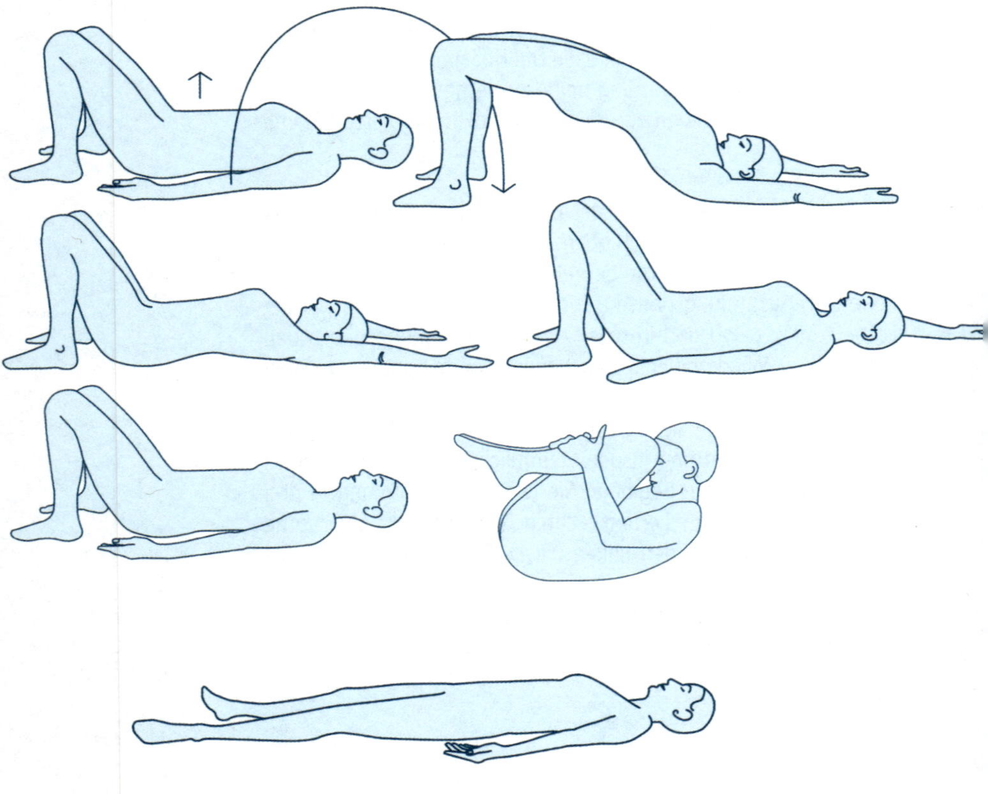

Anleitung II
Verlängerung bis zu vier Ausatmungsphasen in Setubandhasana

Begeben Sie sich in die Rückenlage. Stellen Sie beide Beine angewinkelt, hüftbreit und parallel zueinander auf. Die Arme liegen längs neben dem Rumpf. Gehen Sie mit der Einatmung jedes Mal in die Schulterbrücke *setu bandhasana*, heben Sie dazu das Becken und die Arme gleichzeitig. Führen Sie die Arme gestreckt über oben nach hinten, und legen Sie sie ab. Bringen Sie das Brustbein zum Kinn: Kehlverschluss.

Krama eka: Führen Sie in einer Ausatmungsphase Becken und Arme zeitgleich zurück. Wiederholen Sie diese Variante dreimal.

Krama dva: Führen Sie in einer ersten Ausatmungsphase das Becken zurück *(eka)* und in einer zweiten die Arme *(dva)*. Wiederholen Sie diese Variante ebenfalls dreimal.

Krama tri: In der nächsten Variante führen Sie in einer ersten Ausatmungsphase wieder zuerst das Becken zurück *(eka)*, in einer zweiten den rechten Arm *(dva)* und in einer dritten den linken Arm *(tri)*.

Machen Sie drei Wiederholungen.

Krama catur: Nach der dritten Ausatmungsphase *(krama tri)* ziehen Sie Knie und Stirn dicht zueinander, und leeren Sie die Lunge *(catur)*. Atmen Sie anschließend tief ein, lassen Sie die Beine ausgleiten, und empfangen Sie ein Gähnen. Steigern Sie sanft die Intensität.

krama catur = Schritt vier

Anleitung III
Verlängerung bis zu vier Ausatmungsphasen in Setubandhasana mit Kumbhaka und Bandha

Kommen Sie zunächst mit der Einatmung in die Schulterbrücke, und setzen Sie bewusst den Kehlverschluss. Ballen Sie in der Atemfülle die Fäuste, und halten Sie den Atem an: *antara kumbhaka.* Setzen Sie gleichzeitig *mula bandha*, den Wurzelverschluss, indem Sie die Sitzhöcker zusammenziehen, um den Beckenboden anzuspannen und die Schließmuskeln zu kontrahieren. Die Länge der Atemanhaltephase bestimmen Sie selbst. Atmen Sie in vier Ausatmungsphasen wie in der vorherigen Variante aus, lösen Sie dabei wieder *mula bandha*.

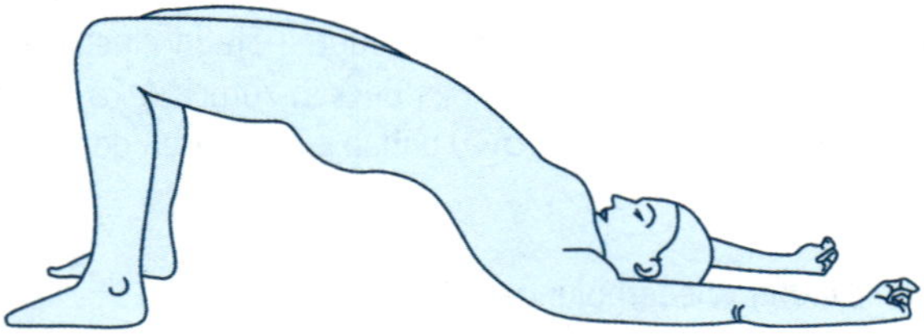

Ausatmung in Intervallen

Variante nach B. K. S. Iyengar

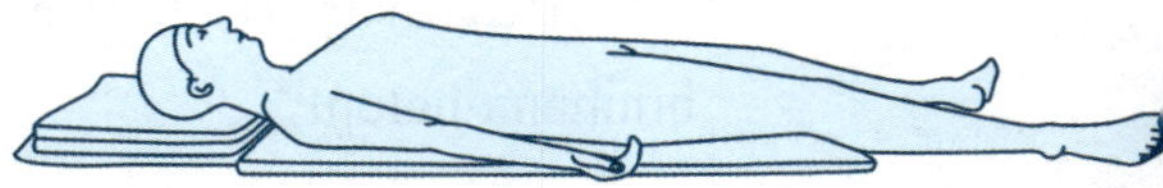

Konnten wir die Ausatmung mithilfe von Bewegungsabläufen über mehrere Ausatmungsphasen verlängern, so entwickeln wir nun die Ausatmung in Intervallen, indem wir kleine Atempausen setzen. Diese Technik ist nervenberuhigend und im psychischen Sinn abkühlend. Das Aufhalten des Atemflusses durch Atempausen wird üblicherweise mit *viloma*, »gegen den Strich des Fells«, bezeichnet, weshalb Iyengar seine Übungsvariante auch *viloma II* in Ergänzung zu *viloma I* nennt, in der die Einatmung in Intervallen entwickelt wird.[22]

Anleitung

Begeben Sie sich in eine bequeme Rückenlage auf einer Decke. Lagern Sie den Kopf mit einer weiteren Decke etwas erhöht. Atmen Sie zu Beginn tief aus. Führen Sie jede Einatmung in einem sanften Zug und ohne Unterbrechung aus. Machen Sie die Ausatmungen sukzessiv in zwei bis sechs gleich langen Ausatmungsphasen, die von jeweils zwei bis sechs gleich langen Atempausen unterbrochen werden.[23] Gestalten Sie die Intervalle genauso lang wie die Länge der Ausatmungsphasen. Führen Sie die gesamte Übung in zarter *ujjayi* aus. Teilen Sie sich die Ausatmung gut ein, und steigern Sie sanft die Anzahl der Atempausen.

Erste Stufe: AA – Pause 1 – weiter AA – Pause 2 – weiter AA – EA

Zweite Stufe: AA – Pause 1 – weiter AA – Pause 2 – weiter AA – Pause 3 – weiter AA – EA

Dritte Stufe: 4 Pausen usw.

Üben Sie jede Stufe drei Runden lang. Atmen Sie danach normal weiter, und spüren Sie nach. Rollen Sie mit angewinkelten Beinen auf die rechte Körperseite, und halten Sie inne. Das linke Nasenloch wird nach zwei bis drei Minuten frei und damit auch die Pforte für *ida nadi*, was die beruhigende Wirkung dieser Übung erhält. Richten Sie sich dann langsam über die Seite in eine Sitzposition auf.

ida nadi
»die Erfrischende«; feinstofflicher Energiekanal, der kühlende Mondenergie über das linke Nasenloch transportiert

Atemübungen zum Kraftauftanken

brmhana-betont

Die vier yogischen Grundatemtechniken sind Bauch-, Brust-, Rippen- und Schlüsselbeinatmung. Sie können voneinander getrennt trainiert und bald darauf koordiniert ausgeführt werden.

Eine Atempraxis, die den Wirkungsschwerpunkt auf den Brustraum und die Betonung der Einatmung legt, ist brmhana-betont, d. h., sie fördert Ausdehnung, Wachheit, Motivation und Wärme. Die Anregung der im Brustraum konzentrierten Kraft *prana vayu* sorgt für eine erhöhte Energieaufnahme und stärkt das Selbstbewusstsein.

vayu
»Wind«;
prana vayu
»Hervor-Atem« *(pra-ana);*
auch: »Sonnenatem«

Wellenatmung oder kombinierte Bauch-Brust-Atmung[24]

Die Bauchatmung wird hier mit der Brustatmung, der zweiten yogischen Grundatemtechnik, kombiniert, was eine Wellenatembewegung entstehen lässt. Koordinationsschulung, Stärkung der Atemmuskulatur, erhöhte Sauerstoffzufuhr und die Reinigung des Blutes sind spezifische Wirkungen dieser Übung. Sie durchwärmt den Körper, erfrischt den Geist und ist eine gute Vorbereitungsübung für *buddhi mudra pranayama,* einer komplexen Atemtechnik der Hahoutoff'schen Schule (siehe: S. 52 f.).

buddhi
Organ der Unterscheidung
und Erkenntnis

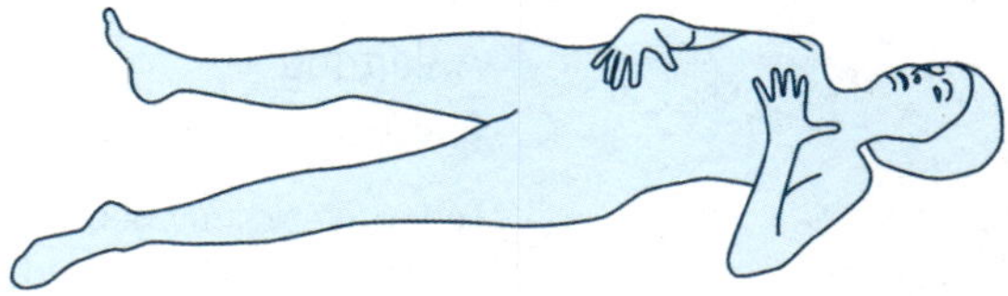

Anleitung Wellenatmung

Begeben Sie sich in die Rückenlage. Legen Sie die rechte Hand auf den Bauch, die linke auf die Brust. Atmen Sie zu Beginn tief aus. Wölben Sie mit der Einatmung den Bauch so weit wie möglich nach außen, danach den Brustkorb. Lassen Sie mit der Ausatmung erst den Bauch, dann den Brustkorb wieder sinken. Grenzen Sie die Bewegungen von Bauch- und Brustkorb voneinander ab, aber schaffen Sie dennoch weiche Übergänge, sodass eine fließende Wellenbewegung entsteht. Beenden Sie die Übung nach zehn Wellen mit der Ausatmung, und pausieren Sie danach. Machen Sie das Ganze drei- bis fünfmal mit jeweils zehn Atemzügen.

Rippen- (Kostal-) oder Flankenatmung

Die Rippenatmung ist die dritte yogische Grundatemtechnik. Bei vielen Menschen ist die Rippenzwischenmuskulatur entweder verspannt oder durch einen flachen Atem verkümmert. Die folgende Übung massiert die Rippenzwischenmuskulatur, schafft Weite im Brustkorb, dehnt die Lunge und regt *prana vayu* an. Mit ihrem Wirkungsschwerpunkt im Bereich des Brustkorbs hat die Kostalatmung Brmhana-Funktion.

brmhana
Funktion, die Ausdehnung und Wachheit fördert

Anleitung
Flankenatmung in einer Partnerübung[25]

Legen Sie sich mit den Schulterblättern über eine feste Deckenrolle (passive Rückbeuge). Führen Sie dann die Arme nach hinten, und greifen Sie die Fesseln Ihres dort stehenden Übungpartners. Ihr Brustbein sollte jetzt den höchsten Punkt bilden. Die Beine liegen dicht nebeneinander, sie sind über die Fersen gedehnt (Füße sind geflext).

Ihr Partner setzt die Füße in der Breite Ihrer Schultern und zieht Sie in kleinsten Rückwärtsschritten – in Absprache (!) – in die Länge. Dann beugt er sich zu Ihnen herunter und fasst mit gespreizten Fingern seitlich Ihre Rippen.

Atmen Sie tief aus. Halten Sie den Bauch mit der Einatmung möglichst flach, und atmen Sie mehr in den durch die Deckenrolle bereits geweiteten Brustkorb – und zwar gegen den Widerstand der Hände Ihres Partners, also vor allem in Richtung Ihrer Flanken. Ihr Partner gibt den Atembewegungen nicht nach, sondern hält den Druck konstant. Sie entscheiden über die Stärke des Drucks.

Machen Sie mindestens acht Atemzüge, und nehmen Sie die Ausdehnung der Rippenzwischenräume bewusst wahr. Legen Sie die Arme danach neben Ihren Körper ab, und verweilen Sie eine Nachspürphase lang auf der Deckenrolle.

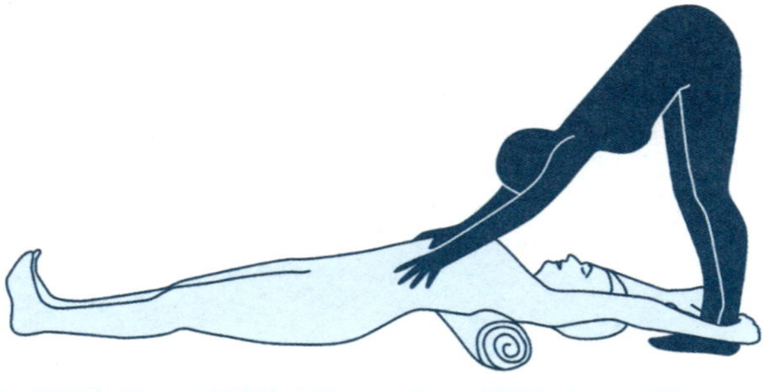

Yogi- oder Vollatmung

Die »volle« Yogiatmung schließt alle vier yogischen Grundatemtechniken ein. Die kombinierte Bauch-Brust-Atmung wird durch Ergänzung der Rippen- und Schlüsselbeinatmung zur Vollatmung, d. h., sie schöpft die volle Atemkapazität aus. Koordinationsschulung und Stärkung der Atemmuskulatur, erhöhte Sauerstoffzufuhr und Reinigung des Blutes sind die Wirkungen dieser Übung.

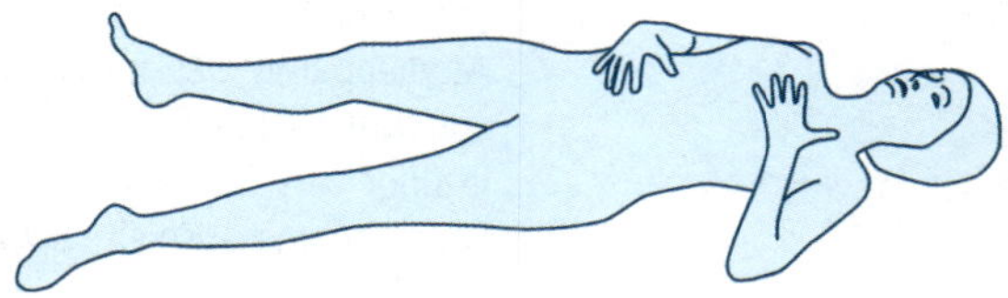

Anleitung

Begeben Sie sich in die Rückenlage. Legen Sie die rechte Hand auf den Bauch, die linke auf die Brust. Atmen Sie zu Beginn tief aus. Wölben Sie erst den Bauch, danach den Brustkorb mit der Einatmung so weit wie möglich nach außen. Atmen Sie jetzt weiter zu den Flanken hin, weiten Sie also die seitlichen Rippen. Dehnen Sie schließlich, indem Sie das Brustbein anheben, die Lunge bis zu den Lungenspitzen aus, die sich unter den Schlüsselbeinen befinden.

Lassen Sie mit der Ausatmung zuerst den Bauch, dann den Brustkorb, danach die seitlichen Rippen, das Brustbein und zum Schluss die Schlüsselbeine sinken – möglichst alles in einem Guss. Sobald die geringste körperliche Überforderung spürbar wird, reduzieren Sie die Tiefe der Atemzüge. Beenden Sie die Übung nach sechs bis acht Durchgängen mit der Ausatmung, und spüren Sie nach.

Buddhi Mudra Pranayama nach Nil Hahoutoff

Es handelt sich hierbei um eine ausgefeilte Atemtechnik, die mit der Wellenatmung vorbereitet werden sollte.

Wie die oben bereits beschriebene Reinigungsatmung der Hahoutoff'schen Tradition löst auch *buddhi mudra pranayama* heftige Gähnattacken aus. Dieses Gähnen regeneriert den Atemapparat. Das in dieser Übung verlangte »saubere« Trennen von Brust- und Bauchraum setzt eine unterscheidende Kontrolle über verschiedene Atemmuskeln voraus, worauf ihr poetischer Sanskritname anspielt: *Buddhi* ist das Organ der Unterscheidung und Erkenntnis.

Durch die Anregung von *apana vayu* und *prana vayu* ist *budhhi mudra pranayama* stark reinigend und baut zugleich den Atemraum auf.

Anleitung

Begeben Sie sich in die Rückenlage. Heben Sie das rechte Bein angewinkelt über den Bauch. Greifen Sie mit der rechten Hand das Knie, legen Sie die linke Hand über die rechte, die Fingerspitzen zeigen in Richtung Fuß *(kurma mudra)*. Atmen Sie zu Beginn tief aus. Die erste Einatmung erfolgt in Bauch und Brustkorb, pressen Sie dabei den Oberschenkel gegen die Bauchdecke.[26] Halten Sie bei der ersten Ausatmung den Brustkorb nach außen gewölbt, senken Sie den Bauch, während der Oberschenkel weiterhin gegen die Bauchdecke gepresst ist. Lassen Sie bei der zweiten Einatmung den Bauch eingezogen, und wölben Sie den Brustkorb so weit wie möglich nach außen. Entspannen Sie bei der zweiten Ausatmung den Brustkorb, lösen Sie die Hände vom Knie, lassen Sie das rechte Bein ausgleiten, und atmen Sie wieder tief ein. Geben Sie dem Impuls zum Gähnen und Seufzen nach. Verfahren Sie danach mit der linken Seite genauso. Beachten Sie: Wenn das linke Bein aktiv ist, wird die rechte Hand über die linke in *kurma mudra* gelegt.

kurma = Schildkröte;
mudra = Geste;

kurma mudra
Schildkrötengeste

Machen Sie fünf bis sechs Durchgänge. Gähnen Sie sich danach weiter aus, und spüren Sie nach.

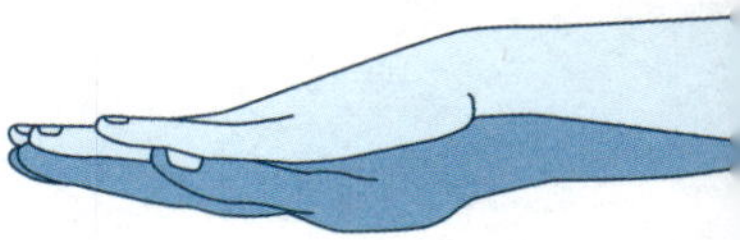

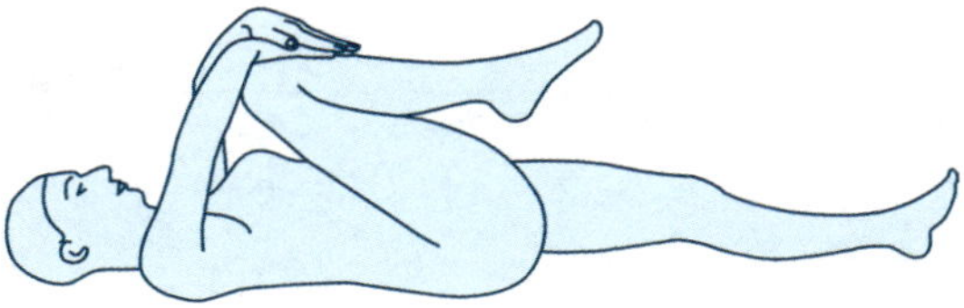

Übung zur Verlängerung der Einatmung
durch Puraka Krama

Verlängert man die Einatmung, die von Natur aus etwas kürzer ist als die Ausatmung, so verfährt man viloma-gemäß, »gegen den Strich des Fells«, also gegen die natürliche Ordnung. Steigert man die Verlängerung der Einatmung in kleinen Schritten, spricht man von einer Entwicklung der Einatmung, *puraka krama*.

puraka
Einatmung, »das Hineinziehen in die Stadt«;
krama
Schritt, Stufe, zeitliche Abfolge

Die Einatemverlängerung ist brmhana-betont, d. h. anregend, motivierend, wärmend. Sie stärkt *prana vayu*, was eine aufbauende, die Stimmung aufhellende Wirkung haben kann, wenn man die richtige Reihenfolge einhält.

Warnhinweis!
Versucht man sich ohne entsprechende Vorbereitung an der Einatemverlängerung, kann dies zu unangenehmem Kopfdruck führen. Bewegt man sich »gegen die natürliche Ordnung«, so ist Vorsicht geboten.

Aber Achtung: Zuerst sollten die ausleitenden Atemtechniken geübt werden. Die Betonung der Ausatmung hat in der Pranayama-Schule den höheren Stellenwert. Es geht im Yoga zunächst mehr um Reduktion als um Ansammlung. Außerdem zieht eine tiefe Ausatmung von selbst eine ebenso tiefe Einatmung nach sich. Andererseits führt tiefes Einatmen nicht unwillkürlich zu einem ebenso tiefen Ausatmen.

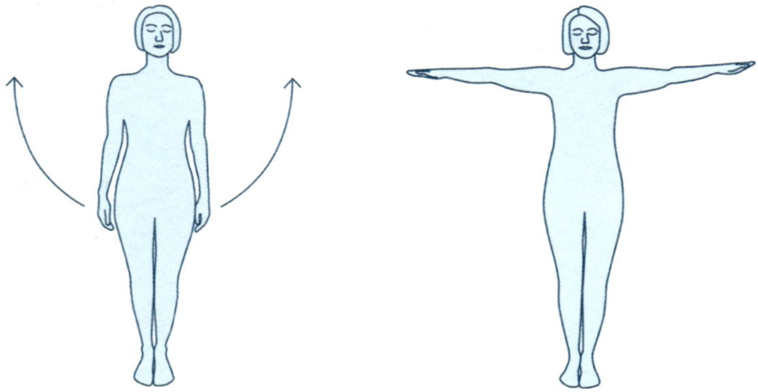

Anleitung
Einatemverlängerung bis zu drei Einatmungsphasen[27]

Atmen Sie zunächst in der Standhaltung *tadasana* tief aus.

tada = Berg;
asana = Haltung

Krama eka: Bringen Sie mit der Einatmung die Arme gestreckt über die Seite auf Schulterhöhe, die Handflächen zeigen nach unten. Mit der Ausatmung führen Sie die Arme wieder zurück.

Krama dva: In den nächsten zwei Einatmungsphasen drehen Sie, sobald die Arme die Schulterhöhe erreicht haben, die Handflächen nach oben und heben die Arme weiter an, bis sie schräg nach oben zeigen. Die Hände sind weit auseinander. Während der Ausatmung führen Sie die Arme wieder zurück. Drehen Sie die Handflächen auf Schulterhöhe wieder nach unten.

Krama tri: Es folgen drei Einatmungsphasen. Führen Sie nach der zweiten Einatmungsphase *(dva)* die Handflächen nun ganz zusammen: *anjali mudra*. Atmen Sie aus, und führen Sie die Arme dabei wieder zurück. Drehen Sie die Handflächen auf Schulterhöhe nach unten. Führen Sie die Übung in diesen drei Schritten fünf- bis sechsmal aus.

anjali = Handfläche;
mudra = Geste

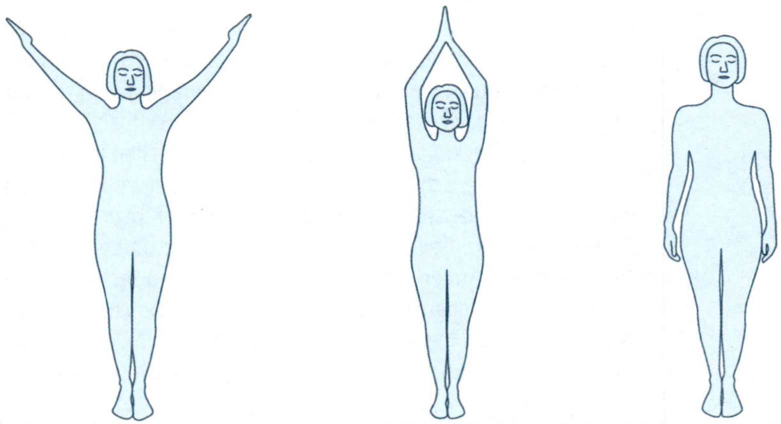

Einatmung in Intervallen
Variante nach B. K. S. Iyengar

Konnten wir die Einatmung mithilfe eines Bewegungsablaufs über mehrere Einatmungsphasen verlängern, so entwickeln wir nun die Einatmung in Intervallen. Diese bestehen aus kleinen Atempausen und werden während eines Einatemzuges gesetzt. Diese Technik wirkt leicht anregend und die Stimmung aufhellend. Das Aufhalten des Atemflusses durch Atempausen wird üblicherweise mit *viloma* bezeichnet, »gegen den Strich des Fells«, weshalb Iyengar seine Übungsvariante auch *viloma I* in Ergänzung zu *viloma II* nennt, in der die Ausatmung in Intervallen entwickelt wird.[28]

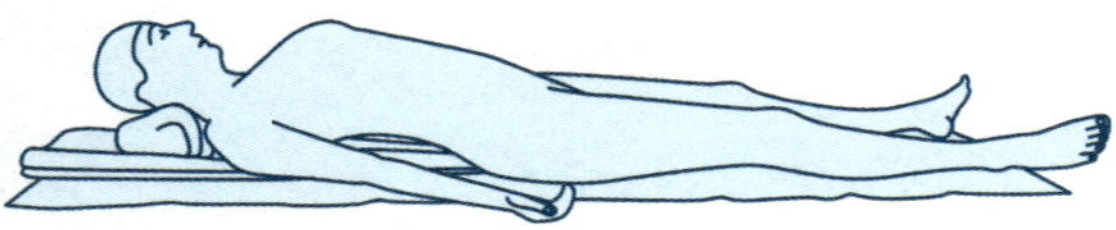

Anleitung
Ausatmung in Intervallen mit Ujjayi

Begeben Sie sich auf den Rücken liegend in die Stufenlagerung. Hierfür benötigen Sie zwei Decken: Falten Sie die erste Decke (Iyengar-Standardformat) längs (doubeln), die zweite längs dreifach (tripeln), und legen sie letztere mit einer kleinen Stufe auf die erste. Achten Sie darauf, dass die Deckennähte Sie bei der Übung nicht stören. Setzen Sie sich mit ausgestreckten Beinen mittig vor den Deckenberg. Legen Sie sich dann mit der Wirbelsäule mittig (!) auf den Decken ab, richten Sie dabei das Becken auf. Rollen Sie nun die obere, schmaler gefaltete Decke unter Ihrem Nacken nach innen ein, oder schieben Sie einen »Iyengar-Klotz« unter den Nacken zwischen die Decken. Diese Nackenrolle unterstützt den Kehlverschluss. Atmen Sie tief aus. Atmen Sie sukzessiv in zwei bis fünf gleich langen Einatmungsphasen, unterbrochen von jeweils zwei bis fünf gleich langen Atempausen, ein.[29] Gestalten Sie die Intervalle genauso lang wie die Länge der Einatmungsphasen.

Führen Sie jede Ausatmung in einem sanften Zug, ohne Unterbrechung, sehr soft und ohne Spannung aus. Führen Sie die gesamte Übung in zarter *ujjayi* aus. Teilen Sie sich die Einatmung gut ein, und steigern Sie langsam die Anzahl der Atempausen.

Erste Stufe: AA – EA – Pause 1 – weiter EA – Pause 2 – weiter EA – AA

Zweite Stufe: AA – EA – Pause 1 – weiter EA – Pause 2 – weiter EA – Pause 3 – weiter EA – AA

Dritte Stufe: 4 Pausen usw.

Üben Sie jede Stufe dreimal. Atmen Sie danach normal weiter, und spüren Sie nach. Rollen Sie mit angewinkelten Beinen auf die linke Körperseite, und halten Sie in dieser Position inne. Das rechte Nasenloch wird nach zwei bis drei Minuten frei und damit die Pforte für *pingala nadi*, was die leicht anregende Wirkung erhält. Richten Sie sich dann bald langsam über die Seite zum Sitzen auf.

pingala nadi
»die Rotbraune, die Feurige«; feinstofflicher Energiekanal, der wärmende Sonnenenergie über das rechte Nasenloch transportiert

Kapitel II

Die Feinstoffphysiologie des Hatha-Yoga

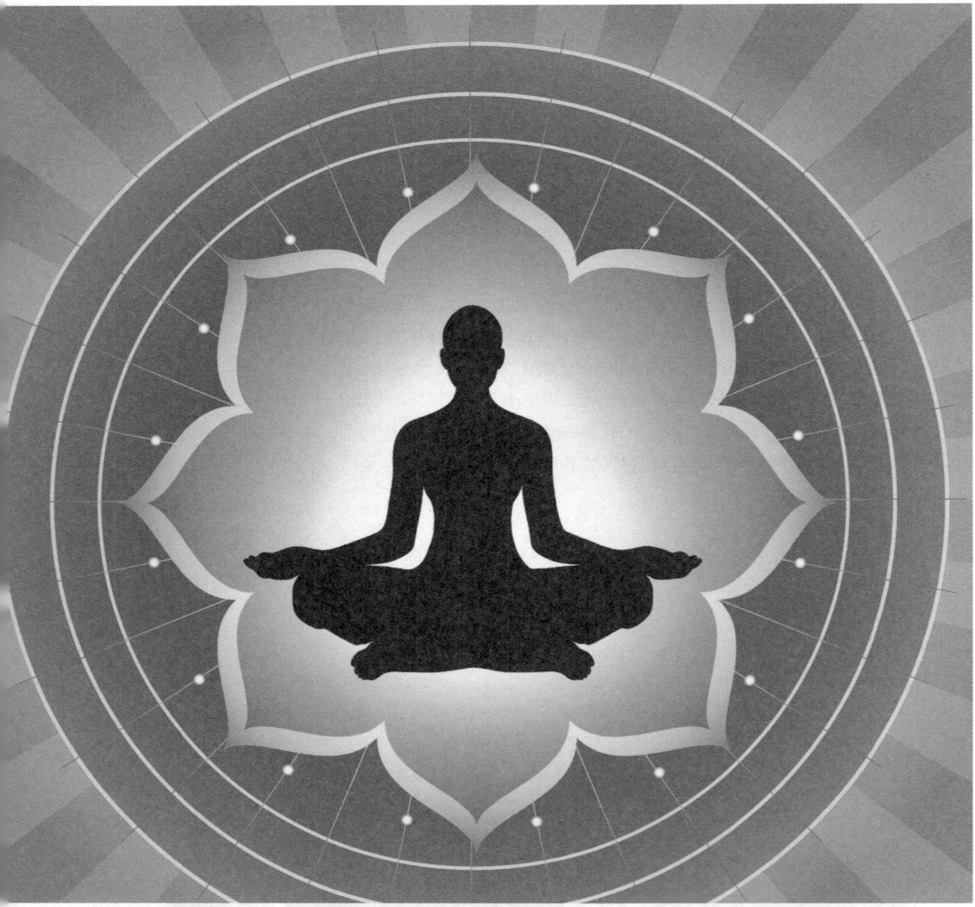

Pancha Kosha

Die fünf Hüllen

Obwohl die Allgegenwart von *brahman* die sichtbare Welt erfüllt, verschleiern seine Erscheinungsformen dessen unsichtbare Natur, so auch diejenige des wahren Selbst, *atman*.

Die »Taittiriya-Upanishad«[1] nennt neben der offensichtlichen Gestalt des Menschen vier weitere »Körper« *(kosha)*, die *atman* verhüllen und in denen unterschiedliche Ebenen des Bewusstseins erfahrbar sind.

Die Koshas sind erfahrbar als:

1. Körperempfindung in *annamaya kosha* – dem »aus Nahrung bestehenden Leib«, also dem physischen Körper

2. Atem- und Ausdehnungsempfinden in *pranamaya kosha* – dem »aus Energie bestehenden Leib«

3. Denken, Fühlen und Wünschen in *manomaya kosha* – dem »aus *manas* bestehenden Leib«, dem psychischen Körper oder der Mentalhülle. Sie nimmt die Sinneseindrücke der äußeren Welt auf.

4. Verstehen, Unterscheiden, Erkennen und Urteilen in *vijnanamaya kosha* – dem »aus Vernunft bestehenden Leib« oder der Intelligenzhülle

5. Aufhebung des Ich-Bewusstseins als Einheitserlebnis in *anandamaya kosha* – dem »aus großer Freude bestehenden Leib«, der spirituellen und feinsten Hülle

pancha = fünf;
kosha = »Hülle«, »Gefäß«, »Körper«, Bewusstseinsträger

brahman
»Gott ohne Form«, das Absolute, »All-Seele«

atman
»die göttliche Natur des Menschen«, »Einzelseele«

upanishad
»nahe sitzen bei(m Guru)«, Unterweisung

manas
»Denkorgan«, Denkvermögen

Die physische Hülle wird als grobstofflich bezeichnet, alle anderen jeweils als feinstofflich. Alle Hüllen gelten als materiell. Hinter *anandamaya kosha*, der feinsten Hülle, ist die immaterielle Ebene verborgen. Dort liegt *atman*, das »höchste, wahre Selbst«, »die göttliche Natur des Menschen«. Der Weg der Selbstfindung führt von außen nach innen, vom Groben zum Feinsten über die Enthüllung des vielfältig Verborgenen. Selbsterkenntnis garantiert die Erkenntnis Brahmans, denn *atman* und *brahman* sind nach der Advaita-Vedanta-Lehre eins.[2]

advaita
Nichtzweiheit, Nichtdualität

veda
Wissen;
anta
Ende;

vedanta
endgültige Auslegung der Veden

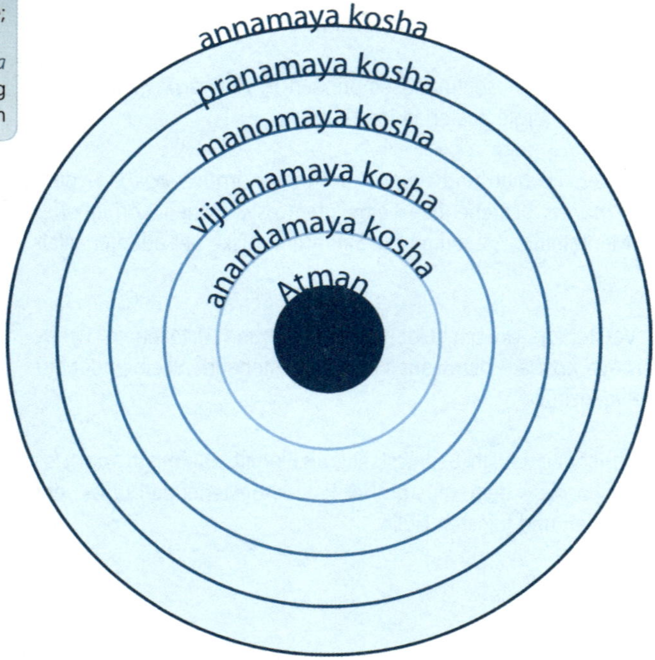

Pancha Prana Vayu

Die fünf Manifestationen des Prana

Maha Prana

Maha prana ist die »große Kraft«, die *brahman* zur Emanation, dem Hervorgehen aller Dinge aus dem unveränderlichen, vollkommenen, göttlichen Einen, braucht. Um bestimmte Funktionen im menschlichen Körper übernehmen zu können, teilt sich *maha prana* in die fünf Lebenskräfte: die *prana vayu*. Sie steuern Abgabe, Aufnahme, Umwandlung und Transport der Lebensenergie.

maha = groß

prana
allumfassende Lebensenergie

vayu = »Wind«, »Strom«

Die Yogapraxis zielt darauf ab, diese Kräfte anzuregen, sie funktionsstark zu machen und mittels *bandha* zu lenken, um einen Reinigungsprozess in Gang zu setzen, der die Wahrnehmung verfeinert.

bandha
Verschluss, Bindung, Kontraktion

Apana Vayu

Apana vayu regelt die Ausatmung und ist sowohl für die Ausscheidung von Kot, Urin, Menstruationsblut und Schweiß zuständig als auch für das Abgeben fehlgeleiteter überschüssiger Energien wie Stress, Ärger, Nervosität oder ein Übermaß an Hitze. Somit ist *apana* verantwortlich für die Eliminierung von *mala*, worunter im Yoga alles verstanden wird, was das Wohlbefinden beeinträchtigt und die Wahrnehmung trübt.

mala
Unreinheiten, Schlacken; auch: psychische Belastungen

Seine natürliche Bewegung strebt abwärts (*apana*, wörtlich: »Herab-Atem«) und wird durch *mula bandha*, den Wurzelverschluss, aufgehalten bzw. in die entgegengesetzte Richtung gelenkt.

Die Aktivität von *apana* konzentriert sich im unteren Bauchraum. Sie wird durch Asanas und Pranayamas mit Langhana-Funktion unterstützt, welche für Reduktion und Introversion sorgen, also für Entschlackung, Ruhe, innere Sammlung und Kühlung.

Beispiele dafür sind Vorbeugen, Umkehrhaltungen, Verdauungsatmung *(apanasana)*, Entwicklung der Ausatmung *(rechaka krama)* und die Atempause am Ende der Ausatmung *(bahya kumbhaka)*.

Prana Vayu

Prana vayu regelt die Einatmung und hat die Aufgabe, Energie aufzunehmen. Während *apana* eliminiert und reduziert, erschafft und generiert *prana vayu* (*pra-ana*, wörtlich: »Hervor-Atem«). Seine natürliche Bewegung ist aufsteigend und wird mittels *jalandhara bandha*, also von Kehl- und Nackenverschluss aufgehalten bzw. abwärtsgelenkt.

Prana ist im Brustraum aktiv und wird durch Asanas und Pranayamas mit Brmhana-Funktion unterstützt, welche Wachheit, Ausdehnung, Motivation, Selbstbewusstsein und Wärme fördern.

Beispiele dafür sind Rückbeugen, Entwicklung der Einatmung *(puraka krama)* und die Atempause am Ende der Einatmung *(antara kumbhaka)*.

Samana Vayu

Samana vayu steuert den Prozess der Energieumwandlung (Assimilation). Er kontrolliert nicht nur die grobstoffliche Verdauung, sondern auch die Verarbeitung jeglicher Sinneseindrücke. Der durch *samana vayu* in Gang gebrachte Verbrennungsvorgang findet in der Nabelgegend statt – dort, wo das Verdauungsfeuer *agni* lokalisiert wird. *Samana (sam-an,* wörtlich: »zusammen-atmen«) führt die auseinanderstrebenden Kräfte *apana* und *prana* zusammen zu *pranapana*, wirkt ausgleichend und integrierend.

Angesprochen wird diese Kraft durch *uddiyana bandha*, dem Zwerchfellverschluss, und speziellen Reinigungstechniken *(kriya)* zum Anfachen des inneren Feuers wie *kabalabathi* und *agni sari*. Diese Kraft wird zudem durch Asanas und Pranayamas entfacht, die sowohl Brmhana- als auch Langhana-Funktion haben.

brmhana
Funktion, die Wachheit, Ausdehnung, Motivation, Wärme fördert

langhana
Funktion, die Ruhe, innere Sammlung, Reduktion und Kühlung fördert

Das sind z. B. Wirbelsäulendrehungen, Umkehrhaltungen, feste Sitzhaltungen, *tadasana*, *karana* aus ausgleichenden Asana-Kombinationen, *samavritti pranayama, nadi shodhana* und *anuloma viloma*.

tadasana = Berghaltung

karana = Bewegungsablauf

Vyana Vayu

Vyana vayu hat eine verteilende Funktion. Er steuert den Transport der in *samana* gesammelten Energie in jede Körperzelle, auch der peripheren Körperteile. Er lässt die Kraft, die durch die Aufnahme von Nahrung und Atem gewonnen und assimiliert werden konnte, im ganzen Körper zirkulieren.

Vyana (wörtlich: »durchdringender Atem«) ist besonders im Nachspüren von Asanas und Pranayamas erfahrbar *(savasana),* in »Flow-Phänomenen« der Vinyasa-Praxis und immer, wenn ein ungehinderter Energiefluss bewusst wahrgenommen wird.

sava = Leiche, Toter

vinyasa
Atem- und Bewegungsfluss

Udana Vayu

Udana vayu regiert den Gaumen, den Kehlraum (Aufstoßen, Schlucken) und die Artikulation. Er ist für alles zuständig, was durch sprachlichen Ausdruck nach außen gelangt. Angesprochen wird diese Kraft durch *jalandhara bandha,* den Kehlverschluss, und die im Kehlkopf erzeugte Ujjayi-Atmung.

Udana (wörtlich: »Herauf-Atem«) leitet *prana* in der Stunde des Todes aufwärts und lenkt ihn durch das Tor der Fontanelle *brahmarandhra* hinaus in den Äther.

brahman
das Absolute,
»Gott ohne Form«;
randhra
Öffnung

Nadi – Chakra – Kundalini

»Nadi« (Energiekanal), »Chakra« (Energiezentrum) und »Kundalini« (Schlangenkraft) sind Hauptbegriffe der Hatha-Yoga-Feinstoffphysiologie und bilden ein funktionelles System auf der subtilen Ebene von *pranamaya kosha*, »der aus Energie bestehenden Hülle« (siehe: S. 59).

Nadi

nadi
»Röhre«, Kanal, Leitung; ursprüngl.: Nervenbahn, Vene, Arterie

Die Lebensenergie bewegt sich durch feine Prana-Kanäle, die Nadis, die den ganzen Körper als feinnerviges Netzwerk durchflechten. In der »Hathapradipika« ist von 72 000 Nadis die Rede, in der »Shiva-Samhita« von 350 000, also von nahezu unzähligen. Maximal sechzehn Leitbahnen werden in Quellentexten namentlich genannt.[3] Diese Nadis gelten als verstopfungsgefährdet, also reinigungsbedürftig. Erst wenn diese Bahnen frei sind, kann Energie fließen.[4]

Alle Nadis entspringen dem *kanda*, einer weißen, eiförmigen »Knolle«, die, je nach Quelle, an der Wirbelsäulenbasis oder im Nabelzentrum lokalisiert wird.[5] Die drei wichtigsten Nadis sind *ida*, *pingala* und *sushumna*.

ida
erfrischend; auch: »Mond«

Ida nadi, »die Erfrischende«, befördert kühlende Mondenergie, verläuft links entlang der Wirbelsäule und führt zum linken Nasenloch. Ihre Wirkungsweise entspricht der des Parasympathikus und somit dem Teil des vegetativen Nervensystems, der durch das Bewahren von Energie für Ruhe, Schonung und Erholung des Körpers sorgt.

pingala
feurig, rotbraun; auch: »Sonne«

Pingala nadi, »die Feurige«, transportiert wärmende Sonnenenergie, verläuft rechts entlang der Wirbelsäule und führt zum rechten Nasenloch. Ihre Funktion kommt der des Sympathikus gleich, der durch das Freisetzen von Energie den Körper in einen

Zustand hoher Leistungsbereitschaft bringt. Beide – Mond- und Sonnennadi – durchkreuzen jeweils die entlang der Wirbelsäule gelegenen Energiezentren, die Chakras.

sushumna
gnädig, hold, anmutig, liebenswürdig

Von besonderer Bedeutung und allen anderen Nadis übergeordnet ist *sushumna nadi* – »die sehr Gnädige«. Sie verläuft vom Perineum, dem Damm zwischen After und äußeren Geschlechtsteilen, durch den Zentralkanal der Wirbelsäule bis zur Fontanelle. In ihr bewegt sich die erweckte Schlangenkraft, in ihr findet Transformation statt – von unbewusst zu bewusst, von grob zu fein, von dunkel zu hell. In ihr soll der Klang *(nada)* OM hörbar werden. Der Kronenpunkt *brahmarandhra* gilt als das Tor zu *brahman*.

Chakra

chakra = »Rad, Wirbel«

Chakras sind Prana-Verdichtungstufen, vorstellbar als feinstoffliche Energiewirbel unterschiedlicher Schwingungsfrequenzen. Sie liegen längs dem Hauptkanal, der *sushumna nadi*.

Es besteht eine Korrelation zwischen diesen feinstofflichen Energiezentren und den Nervengeflechten (Plexus), deren Nervenfasern ihrerseits zum Teil mit den endokrinen Drüsen verbunden sind. Analog dazu, dass die Kanäle *ida* und *pingala* jedes Chakra durchkreuzen, durchflechten sich Parasympathikus und Sympathikus im Plexus.

Im Tantra werden sieben solcher Energiezentren beschrieben. Jedes kann in der seiner spezifischen Schwingungsfrequenz entsprechenden leuchtenden Farbe entlang der Wirbelsäule visualisiert werden, wobei das siebente Chakra über dem Scheitelpunkt des Kopfes in strahlendem Weiß erscheint. Die Chakras werden in Form von Lotosblüten dargestellt – die Anzahl der Blütenblätter deutet auf die Schwingungsfrequenz hin.[6]

bija = »Keim, Same«

Zu jedem Lotosblütenzentrum gehört ein Bija-Mantra – ein Mantra bestehend aus nur einer Silbe (Keimsilbe), die als Klangsymbol für den göttlichen Aspekt eines Zentrums steht. Beim Ertönen dieser Keimsilben wird das jeweilige Chakra spürbar zum Resonanzraum.

Überdies korrespondiert jedes Energiezentrum mit jeweils einem Wahrnehmungssinn. Weil *ida* und *pingala* die Chakras passieren, führt die Reinigung dieser Energiekanäle zu einem ungehinderten Prana-Fluss, der die Chakras öffnet – wie aufgehende Blüten. Deren Öffnung wiederum verfeinert und schärft die Sinne, mit denen sie jeweils in Verbindung stehen. Geschärfte Sinne sichern unsere Existenz: Sie alarmieren uns rechtzeitig bei drohender Gefahr und weisen den Weg zu Genuss, was die Gattung Mensch schützt und erhält.[7]

Das sinnliche Erleben, dem in der Lehre des Tantra große Bedeutung eingeräumt wird, wächst in dem Maß über seine Funktion der Existenzsicherung hinaus, in dem sich die Sinne verfeinern (vergeistigen). Die Wahrnehmung bekommt eine besondere Qualität und Klarheit.

Wenn ein Duft unsere feine Nase entzückt, wenn köstliche reine Speisen auf unsere sensibilisierten Geschmacksnerven treffen, wenn Farbe, Form und Bewegungsästhetik unseren wachen Gesichtssinn erfüllen, wenn Berührungsempfinden zum energetischen Highlight wird, wenn uns der Wohlklang von Stimme und Musik berührt und uns bei all dem das Herz aufgeht, so bedeutet das Lebensfreude und Lebensqualität.

Doch hier bleibt der Yoga nicht stehen. Pranayama hemmt die unwillkürlichen Impulse des vegetativen Nervensystems und wirkt der Zerstreuung von Energie entgegen.

Wenn die Chakra-Leiste die Transformation vom erdgebundenen Groben zum lichten Feinen repräsentiert, so ist jedes Energiezentrum mit Stufen der Entwicklung des menschlichen Bewusstseins verbunden – von der Persönlichkeitsentwicklung und -entfaltung bis hin zur Selbstverwirklichung im yogischen Sinn.

Die sieben Chakras

Muladhara Chakra – Wurzelchakra

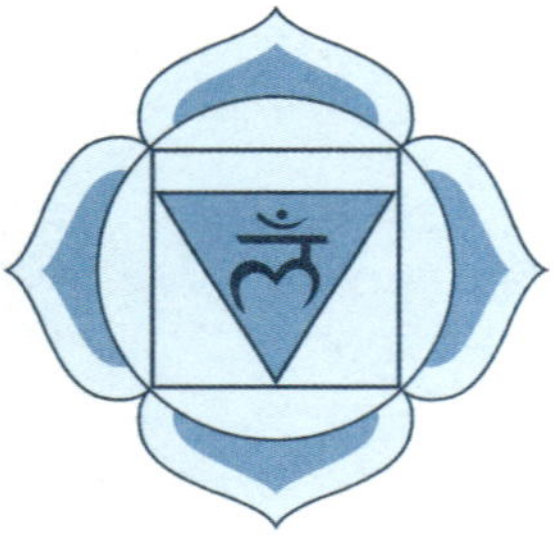

Das unterste Chakra, lokalisiert an der Wirbelsäulenbasis, korreliert mit dem Sakralplexus. Es wird als eine vierblättrige Lotosblüte dargestellt. *Muladhara* heißt »Wurzelstütze«, was auf Verankerung und potenzielles Wachstum hindeutet. Sinnbildlich ruht hier die eingerollte Schlangenkraft vor dem Sushumna-Tor. Das Wurzelchakra steht in Beziehung zum Geruchssinn und ist dem Element Erde – symbolisiert durch das Quadrat – zugeordnet. Mit diesem erdnahen Chakra werden grobe Materie, Festigkeit, bindende Kräfte, Vitalität und Sinnlichkeit assoziiert. Sein Bija-Mantra ist LAM.

Svadhisthana Chakra – Genitalchakra

Das zweite Chakra, lokalisiert auf Höhe der Genitalien und des Kreuzbeins, korreliert mit dem Lumbalplexus. Es wird mit sechs Blütenblättern abgebildet. *Svadhistana* heißt »Stütze des Selbst«, was auf den Stellenwert der machtvollen sexuellen Kraft hinweist, aus der sich Spiritualität und Transformation speisen. Das Genitalchakra ist mit dem Geschmackssinn verbunden, sein Element ist Wasser – symbolisiert durch den Halbmond. Fruchtbarkeit, Sexualität, Kreativität und Willenskraft charakterisieren dieses Energiezentrum. Sein Bija-Mantra ist VAM.

Manipura Chakra – Nabelchakra

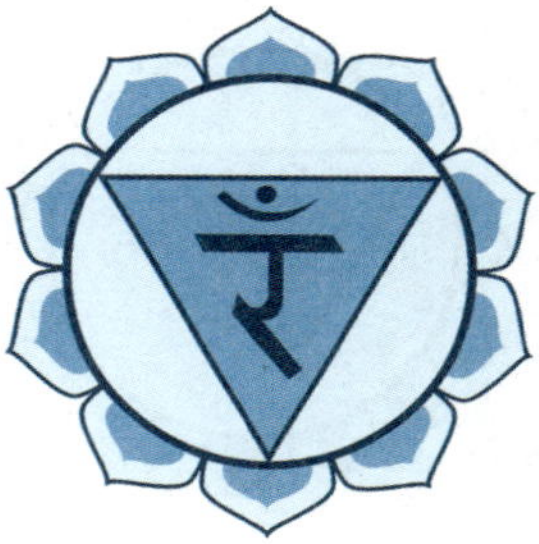

Das dritte Chakra befindet sich in der Nabelgegend und korreliert mit dem Solarplexus. Dieses Chakra wird durch eine Lotosblüte mit zehn Blütenblättern dargestellt. *Manipura* heißt »Stadt der Juwelen« und verweist auf die Schätze, die dieses Zentrum birgt. Es speichert den »Juwel«, *prana,* der bis in die Peripherie des Körpers ausstrahlt. Das Nabelchakra stimuliert den Sehsinn und ist dem Element Feuer – symbolisiert durch das rote Dreieck – zugeordnet. Hier lodert *agni*, das Verdauungsfeuer. Zentriertheit, Selbstkontrolle und Intuition werden mit diesem Chakra der Mitte in Verbindung gebracht. Sein Bija-Mantra ist RAM.

Anahata Chakra – Herzchakra

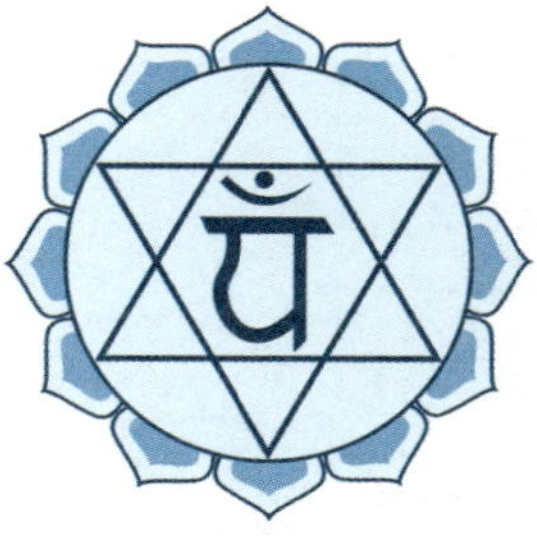

Das vierte Chakra liegt im Herzraum und wird mit zwölf goldenen Blütenblättern abgebildet. *Anahata* bedeutet »der nicht angeschlagende Ton« – ein Verweis auf subtile, lautlose Schwingungen, die den Herzraum berühren und dessen Lotos zum Aufblühen bringen. Es besteht eine Wechselwirkung mit dem Kardialplexus, in dem Sympathikus und Parasympathikus so stark miteinander verflochten sind, dass die Nervenfasern nicht mehr zu unterscheiden sind. Das goldene Lotoszentrum verfeinert den Berührungssinn und ist dem Element Luft, das durch zwei übereinandergelagerte Dreiecke symbolisiert wird, zugeordnet. Das Herzchakra ist mit den Qualitäten Liebe, Mitgefühl und Empathie verbunden. Sein Bija-Mantra ist YAM.

Vishuddha Chakra – Kehlchakra

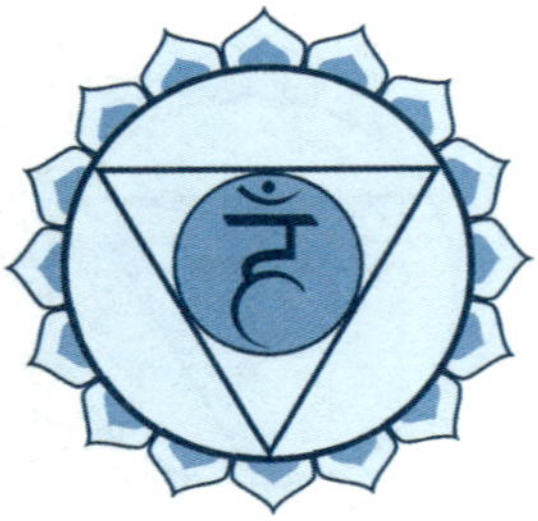

Das fünfte Chakra, lokalisiert in der Region von Kehle und Nacken, hat sechzehn Blütenblätter. Sein Name *vishuddha*, »vollkommene Reinheit«, deutet darauf hin, dass sich hier Grobes in Feines umwandelt. Das Kehlchakra steht in Wechselwirkung mit dem Plexus Carotis. Es stimuliert den Gehörsinn, und sein Element ist Äther, das durch den Kreis symbolisiert wird. Das Energiezentrum der Reinheit wird mit Spiritualität, Transformation und übernatürlicher Kraft assoziiert. Sein Bija-Mantra ist HAM.

Ajna Chakra – Stirnchakra

Das sechste Chakra, lokalisiert in Höhe der Nasenwurzel zwischen den Augenbrauen, wird mit einem zweiblättrigen Lotos dargestellt, in dessen Zentrum sich ein umgekehrtes Dreieck befindet. *Ajna* heißt wörtlich »Befehlsgewalt, Weisung« – ein Hinweis auf die geistige Kontrolle, die von *ajna* ausgeht. Es besteht sowohl eine Wechselwirkung mit dem kavernösen Plexus als auch mit den Hormondrüsen Hypophyse und Epiphyse. Das Stirnchakra wird auch »Drittes Auge« oder »Auge der Weisheit« genannt und steht für Konzentration, Klarheit, Geisteskraft und Vision. Sein Bija-Mantra ist OM.

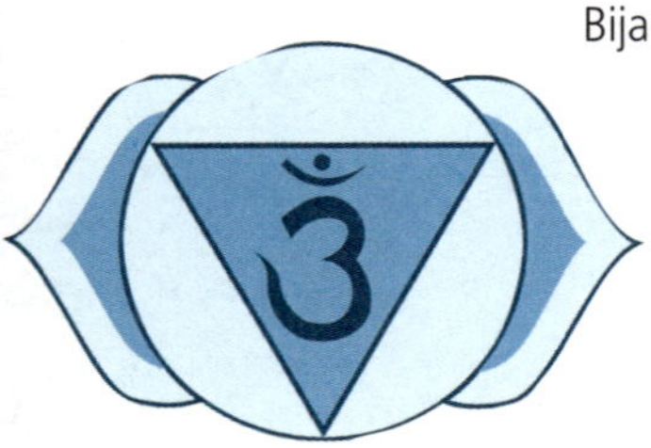

Sahasrara Chakra – Scheitelchakra

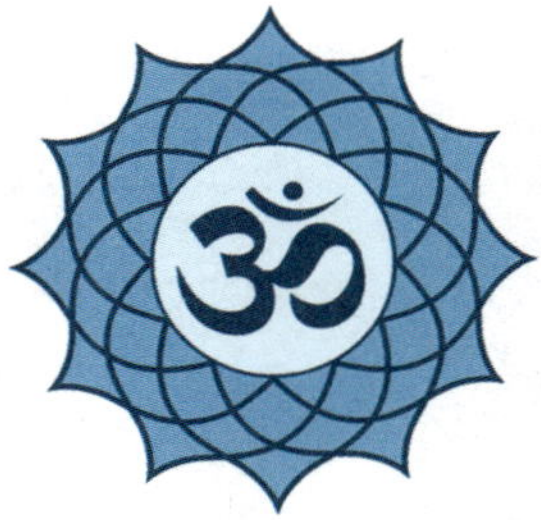

Das höchste Chakra schwebt über der Fontanelle am Ausgang der *sushumna*. *Sahasrara chakra* heißt wörtlich »das Rad mit den tausend Speichen« und wird auch *sahasrara padma*, »tausendblättriger Lotos«, genannt. Entsprechend vielblättrig und lichtvoll wird dieses Chakra dargestellt. Es versinnbildlicht die mystische Hochzeit von *Shiva* und *Shakti* und damit die Transzendenz aller Gegensätze. *Sahasrara* ist der »Ort«, wo yogisches Bemühen mit *samadhi*, der Gipfelerfahrung, die zu kosmischem Bewusstsein und zu Freiheit führt, gnädig und reich beschenkt wird. Das Bija-Mantra des Scheitelchakras ist OM bzw. der nach dem Tönen des AUM entscheidende Nachklang *anusvara*, der die Stille als feine Schwingung durchdringt.

samadhi
Erleuchtungszustand

So gesehen ist die Wirbelsäule eine Schatztruhe, in der kostbare Rädchen in einem kostbaren Leitkanal rotieren, weshalb der Hatha-Yogin diesen auch in den Mittelpunkt seiner Praxis stellt und zum *merudanda* – zum inneren und das Ganze tragenden Kern, zum Zentrum des Körper-Geist-Universums – qualifiziert.

meru
mythischer Berg, Zentrum des Universums;
danda
»Stock, Stab« als Synonym für die Wirbelsäule

Kundalini

kundala
»zusammengerollt«

Sinnbildlich ist der Zugang zum Hauptkanal *sushumna* vom Kopf der schlummernden, eingerollten Schlange – *kundalini* – versperrt. Daher bleibt dieser Kanal dem *prana* solange verwehrt, bis die Schlange von ihrem Schlafplatz durch Hatha-Yoga-Praktiken (oder spontan) aufgescheucht wird. Sie »nährt« sich aus *pingala*, dem »Sonnenkanal«.[8] Mit *antara kumbhaka* füttern wir quasi die *kundalini*.

Bei dieser tantrischen Symbolik geht es darum, eine latente, unbewusste Kraft zu erwecken und ins Bewusstsein zu holen. Es heißt auch, die *kundalini*, die ein »Sinnbild für das Unbewusste«[9] ist, müsse restlos »verbrannt«, also geläutert und transformiert werden, auf dass sie im Wirbelsäulenkanal als stark empfundene Energie aufsteigen könne. Das Anfachen des inneren Feuers ist daher im Hatha-Yoga von essenzieller Bedeutung.

Die Schlangenkraft symbolisiert den weiblichen Aspekt göttlicher Energie, auch *Shakti* genannt. Ihre Natur ist feurig, schöpferisch. Wird *Shakti* aktiv, nimmt sie kraftvoll Einzug in *sushumna*. Indessen verharrt *Shiva* still im Kronenchakra. *Shiva* steht für den männlichen Aspekt göttlicher Energie und versinnbildlicht das ewige, reine, ruhende Bewusstsein.

laya
Auflösung, Verschmelzen, Verschwinden, Vernichtung

Die Shiva-Shakti-Polarität steht im Zeichen des Tantra. Im revolutionären Klima dieser Epoche konnte sich der stark körperbezogene Hatha-Yoga entfalten.[10] Hier wird der menschliche Leib als »Tempel«[11] göttlicher Energien erkannt, aufgewertet und verehrt. Zeitgleich erfährt die Frau durch den Shakti-Kult große Wertschätzung. Hat *Shakti* den »tausendblättrigen Lotos«, das Kronenchakra, erreicht, nimmt sie ihren geliebten *Shiva* in die Arme, um sich in Wonne mit ihm zu vereinen. Die Symbolik steht für die Vereinigung und die Transzendenz polarer Kräfte, welche bewirkt, dass sich die relative Welt »auflöst« *(laya)*: Der Mensch, in dem die *Shakti* aktiv wird, tritt in einen veränderten Bewusstseinszustand, in dem er sich als eins mit dem göttlichen Absoluten erlebt und von Glückseligkeit erfüllt ist

Der Kundalini-Aufstieg wird von drei Hürden im Hauptkanal blockiert: den Granthis, wörtlich: »Knoten«. Die erste Blockade heißt *Brahma granthi* oder *Ganesha granthi* und liegt im Wurzelchakra. Der zweite »Knoten« namens *Vishnu granthi* befindet sich im Herzchakra und der dritte, *Rudra granthi,* im Stirnchakra. Die Götternamen dieser Knoten unterstreichen ihre Macht: *Brahma*, der Schöpfer, *Vishnu*, der Erhalter, und *Shiva*, der Zerstörer (der Illusionen), bilden zusammen die bekannte Götter-Trinität im Hindu-Pantheon. Auf Chakra-Darstellungen ist im Wurzelzentrum der Elefantengott *Ganesha* abgebildet, der auch als Hüter der Unterwelt *(patala)* gilt.[12]

Rudra
»Gott der Stürme«,
später identisch mit *Shiva*

Mit Konzentration und viel Hitze kann der Yogin die Energieströme des solaren und lunaren Kanals zurückhalten und im Wurzelchakra bündeln, damit der erste Knoten verglüht. Wenn die Schlangenkraft bei ihrer energetischen Passage der sechs in der Wirbelsäule lokalisierten Energiezentren alle drei Knoten durchstößt *(shat-chakra-bheda),* so geht auch der tausendblättrige Lotos in voller Blüte auf.

shat = sechs,
bheda = durchstoßen

Exkurs

Die Bedeutung der Wirbelsäule im Yoga

Die Aufrichtung der Wirbelsäule und die Entwicklung des menschlichen Bewusstseins stehen in direktem Zusammenhang. Dies wird zum einen in der evolutionären Enwicklung, zum anderen im individuellen Reifungsprozess des Menschen deutlich.

Vor fünf bis sieben Millionen Jahren begann der Vormensch, aufrecht zu gehen, was die Gattung Australopithecus hervorbrachte.[13] Erst vier bis fünf Millionen Jahre später fing das Hirn des Urmenschen rapide an zu wachsen: Die Gattung Homo entstand. Vor rund 100 000 Jahren wurde der Mensch zum Kulturwesen, zum Homo sapiens.[14] Die Spezies Mensch schlägt sich schon länger mit der Aufrichtung herum, und jeder Mensch muss als Kleinkind mühevoll das Laufen erlernen.

Zudem sind wir auch noch der Schwerkraft ausgesetzt. In anstrengenden Situationen spüren wir sie als Druck oder Zug. (Ein Ereignis »drückt uns nieder«, »zieht uns herunter« usw.) »Der Körper reagiert auf psychischen Druck, als hätte er es mit einem ganz realen Gewicht zu tun.«[15] Die Wirbelsäulenaufrichtung, an der man mit jeder Asana-Praxis arbeitet, ist Voraussetzung für die Anwendung von Pranayama.

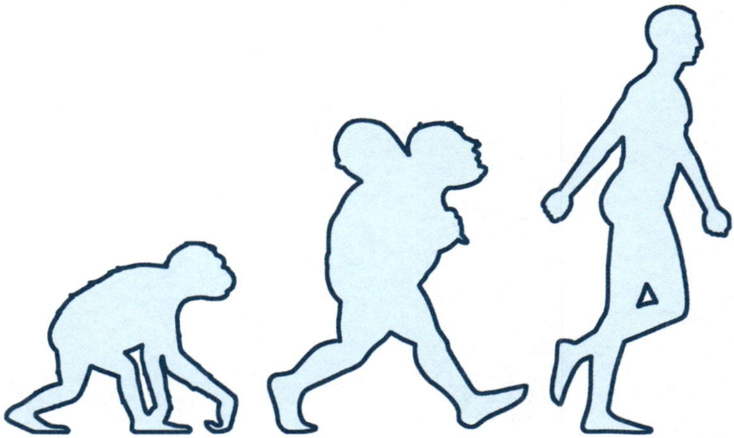

Kapitel III

Die Bandhas

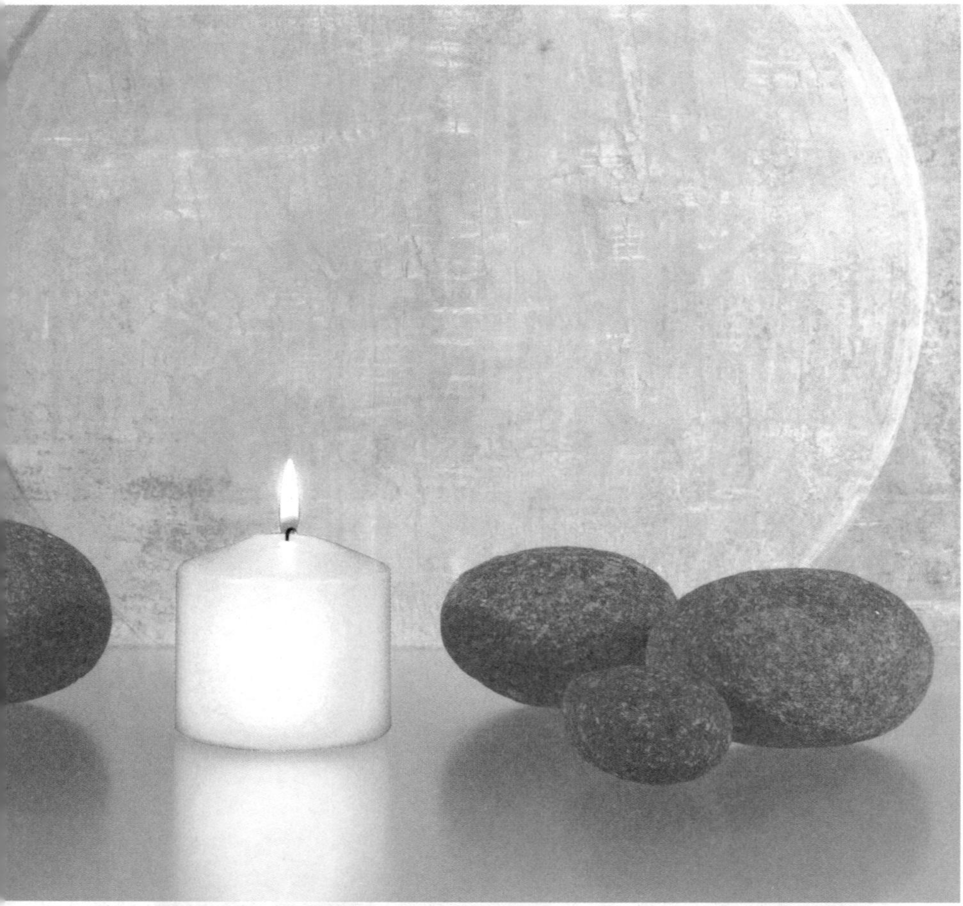

Die einzelnen Verschlüsse

»Bandha setzen« heißt: durch Muskelkontraktion einen Verschluss erzeugen, mit dem bestimmte Bereiche des Körpers abgedichtet werden, um flüchtige Energien zu halten oder umzulenken. Es gibt zwei Bandhas für die peripheren Körperregionen, wie Hände und Füße, nämlich *hasta bandha* und *pada bandha*, die für das Üben bestimmter Asanas relevant sind: *hasta bandha* für Armbalancen, *pada bandha* für Standhaltungen.[1]

hasta = Hand, Arm;
pada = Fuß, Bein

Drei weitere Bandhas wirken im Bereich der Wirbelsäule. Jeder dieser drei hat einen ergänzenden Antagonisten. Außerdem sind alle Bandhas miteinander kombinierbar, sodass sich ein großes Spektrum an Möglichkeiten eröffnet, *prana* zu bewegen.

Mittels *bandha* wird das innere Feuer angefacht, seine Wirkung verstärkt und somit der Läuterungsprozess intensiviert bzw. die *kundalini* aufgerüttelt.

Mula Bandha – Wurzelverschluss

Der Wurzelverschluss wird an der Wirbelsäulenbasis durch Kontraktion der Beckenbodenmuskulatur und der analen Schließmuskeln erzeugt. Allein dieses Beckenbodentraining hat bereits positive Auswirkungen. Es beugt einer Absenkung der Unterleibs- und Bauchorgane vor.

Mula bandha ist in allen Asanas möglich, in Umkehrhaltungen passiv vorhanden und besonders aus der Arbeit mit folgenden Asanas bekannt:

mula = Wurzel

Mula bandha hält die von Natur aus absteigende Kraft *apana vayu* davon ab, über die Körperöffnungen zu entweichen, und lenkt sie mit seinem Impuls aufwärts zur Nabelgegend. Hier sorgt *samana vayu* dafür, dass sich *apana* und *prana* treffen *(pranapana)*. Mittels Wurzelverschluss werden die Schlacken »nahe am Feuer gehalten«[2], um zu verglühen. In Sitzpositionen kann diese Wirkung durch den Druck der Ferse gegen den Beckenboden noch zusätzlich unterstützt werden. *Mula bandha* darf jederzeit gesetzt und gehalten werden.

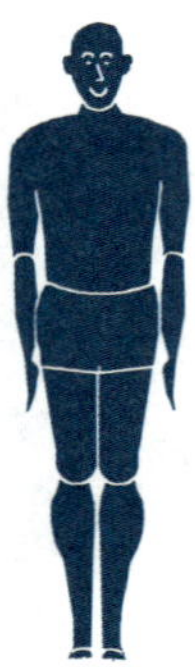

tadasana

tada = Berg

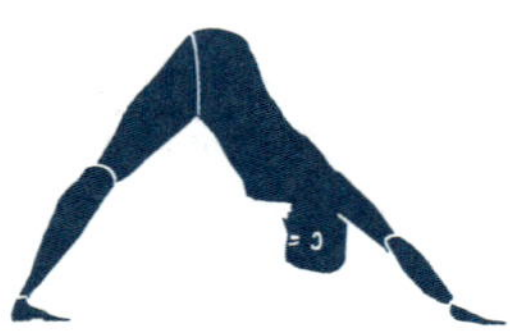

shvanasana

shvana = Hund

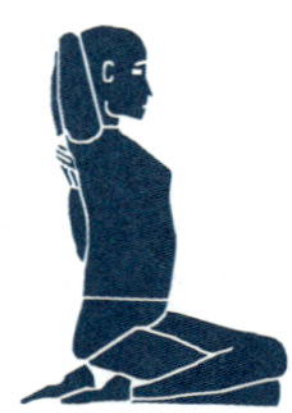

gomukhasana

gomukha = Kuhgesicht

Anleitungsbeispiel

Nehmen Sie eine feste Sitzhaltung ein. Spannen Sie die Beckenbodenmuskulatur und die analen Schließmuskeln an, und ziehen Sie diese nach oben. Das Zusammenziehen der Sitzhöcker unterstützt die Aktion. Falls Sie kein ausgeprägtes Bewusstsein für Ihren Beckenboden haben sollten, so hilft (jedenfalls Frauen) die Vorstellung, einem starken Druck der Blase entgegenzuwirken. Was die Kontraktion der Schließmuskeln angeht, hilft die Vorstellung einen Stuhldrang aufzuhalten. Bevor der Wurzelverschluss in Pranayama angewendet wird, kann er in Asana eingeübt werden.

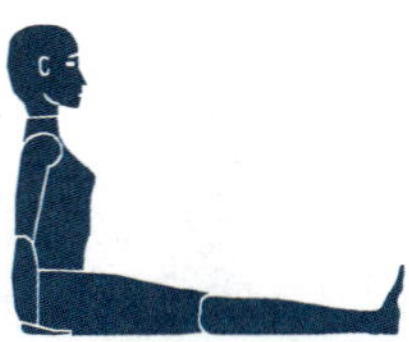

dandasana

danda = Stock, Stab

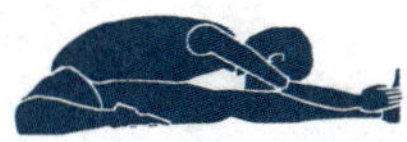

janu shirshasana

janu = Knie;
shirsha = Kopf

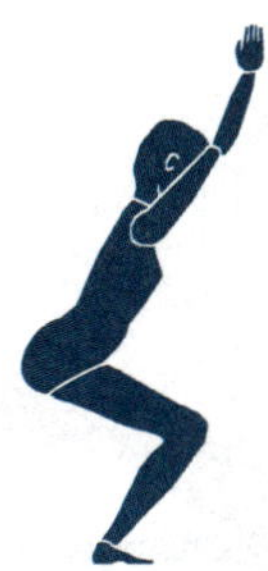

utkatasana

utkata = Hocke;
asana = Haltung

Ashvini Mudra – Geste der Stute

Die »Geste der Stute« ist das Pendant zu *mula bandha.* Sie besteht aus dem Wechsel von An- und Entspannung der Schließmuskeln und des Beckenbodens: wie ein Pferd, das, um die Exkremente auszuwerfen, die Schließmuskeln im Wechsel zusammenzieht und löst. *Ashvini* stimuliert das Wurzelchakra und regt *apana vayu* an.

apana vayu
abgebende, ausscheidende Kraft im Bauchraum

Jalandhara Bandha I – Kehl- oder Kinnverschluss

Dieser Verschluss wird an der oberen Wirbelsäule im Kehlbereich durch Kontraktion der vorderen Halsmuskeln erzeugt. *Jalandhara I* ist besonders durch das Üben von Umkehrhaltungen bekannt und in vielen weiteren Asanas möglich:

jala
Wasser; auch:
Netz (der Nadis);
dhara = Stütze

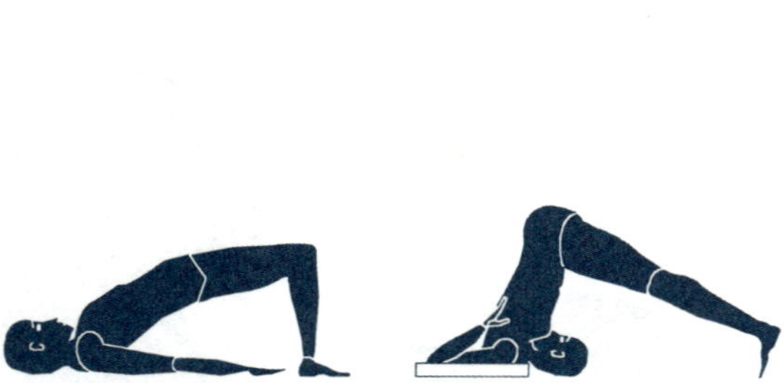

setu bandhasanav

setu = Brücke, Damm;
bandha = hier: gebunden

halasana

hala = Pflug

sarvangasana

sarvanga = alle Glieder

Der Kinnverschluss dehnt auf angenehme Art den Nacken und richtet die Wirbelsäule auf. Er hindert die von Natur aus aufsteigende Kraft *prana vayu* daran, kopfüber zu entweichen, und lenkt sie abwärts in Richtung Nabelgegend zum Verdauungsfeuer *agni*, wo Energie zum Verbrennen der Schlacken gebraucht wird. Eine Bedeutung von *jala* ist »Netz (der Nadis)«, und *adhara* heißt »Stütze« – ein Hinweis darauf, dass dieser *bandha* in Verbindung mit *kumbhaka* das Netz der Nadis im Kehlbereich abdichtet, bevor sich die Energie über *ida nadi* und *pingala nadi* zum jeweiligen Nasenloch hinaus verflüchtigen kann. Auch wird mithilfe des Verschlusses der sogenannte »Mondnektar«, *chandramrita*, gesammelt der normalerweise abwärts ins Verdauungsfeuer tropft und verloren geht. Dieser Nektar gilt als Lebenselixier.

kumbhaka
Atemanhalten, Atempause

Außerdem bremst der Druck auf den Sinus caroticus den Herzschlag, der beim Atemanhalten in der Atemfülle natürlicherweise schneller werden würde. Es ist deshalb ratsam, längere Antara Kumbhakas immer mit *bandha* zu üben, um einem Herzflattern vorzubeugen.

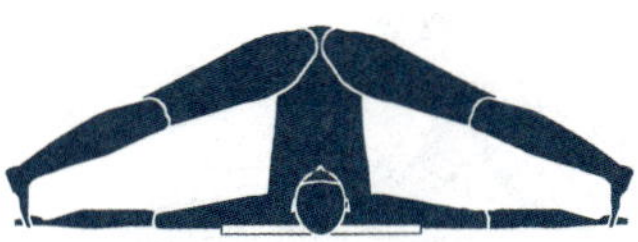

supta konasana

supta = liegend;
kona = Winkel

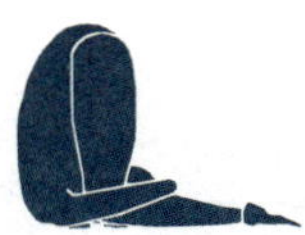

karnapidasana

karna = Ohr;
pida = Druck;

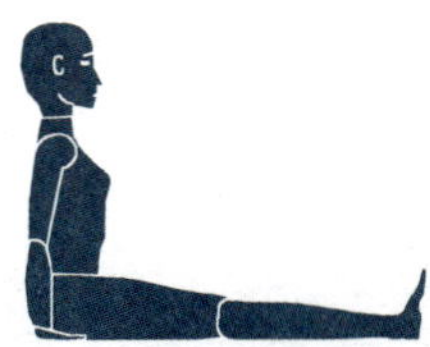

dandasana

danda = Stock, Stab;
asana = Haltung

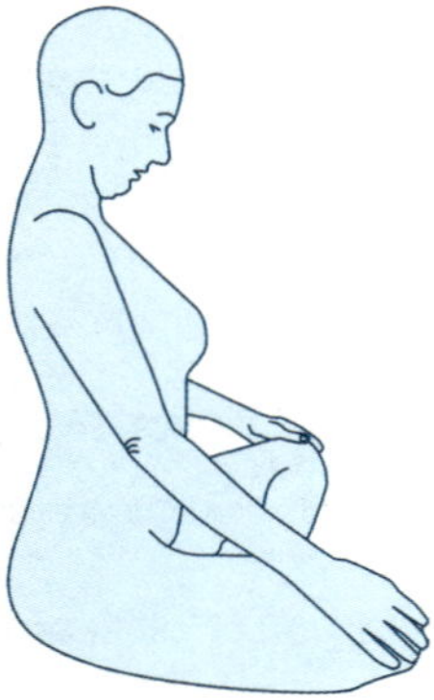

Anleitungsbeispiel

Jalandhara bandha I im aufrechten Sitz beginnt mit der Aufrichtung der Wirbelsäule. Atmen Sie tief ein, sodass Ihr Brustbein gut angehoben wird, die Schultern jedoch nicht hochgezogen werden. Nehmen Sie den Kopf mit langem Nacken etwas zurück, und senken Sie das Kinn. Drücken sie es, wenn möglich, sanft in die Mulde zwischen den Schlüsselbeinen. Achten Sie darauf, dass die restliche Wirbelsäule dabei aufgerichtet bleibt. Um den *bandha* zu lösen, atmen Sie aus und heben dabei wieder den Kopf.

Jalandhara Bandha II – Nackenverschluss

Der Nackenverschluss ist das ergänzende Pendant zum Kehlverschluss. Er wird durch Kontraktion der Nackenmuskeln erzeugt. *Jalandhara II* ist in vielen Asanas möglich und besonders durch das Üben intensiver Rückbeugen bekannt:

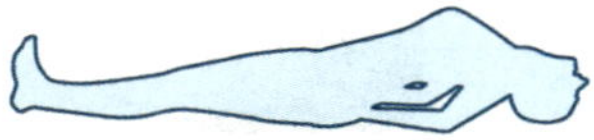

matsyasana

matsya = Fisch

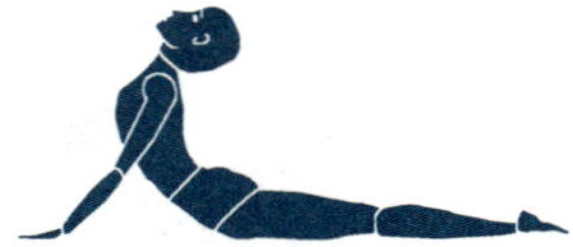

bhugangasana

bhuganga = Schlange, Kobra

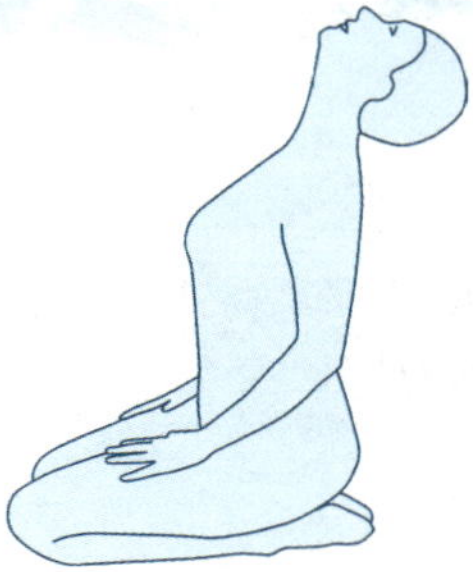

Der Nackenverschluss dehnt die Halsregion, wovon etliche Drüsen angesprochen werden. Auch er hält wie sein Pendant *prana vayu* auf und lenkt diesen zum Feuer. Der Druck auf den Nervus vagus – den größten Nerv des parasympatischen Systems – sorgt für das Bewahren von Energie. Das ist in brmhana-betonten Rückbeugen besonders wichtig, weil hier durch die Ausdehnung des Brustraums und die Betonung der Einatmung *prana vayu* angeregt und somit viel Energie generiert wird.

Warnhinweis:
Der Nackenverschluss darf ausschließlich mit einer gesunden Halswirbelsäule ausgeführt werden. Ich empfehle diese Übung nur Yogins, die in intensiven Rückbeugen geübt sind.

Anleitungsbeispiel

Kommen Sie in den Fersensitz, und richten Sie die Wirbelsäule gut auf. Heben Sie mit einer tiefen Einatmung das Brustbein an, ziehen Sie die Schultern nach hinten unten, und setzen Sie in der Atemfülle den Kopf sanft in den Nacken. Achten Sie darauf, dass das Rückgrat dabei aufrecht bleibt. Falls Sie Probleme mit der Halswirbelsäule haben, sollten Sie bei dieser Übung sehr vorsichtig sein bzw. ganz darauf verzichten. Heben Sie den Kopf nach einer individuellen Atemanhaltephase wieder vorsichtig, und atmen Sie tief aus.

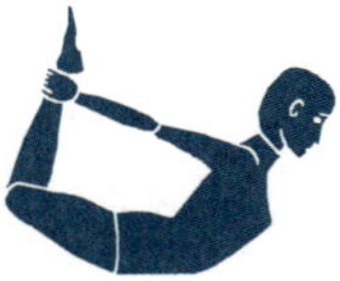

dhanurasana

dhanuh = Bogen

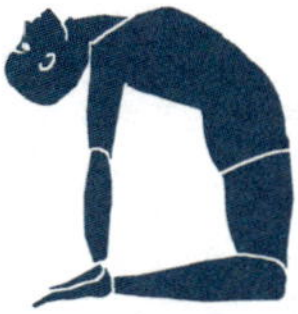

ushtrasana

ushtra = Kamel

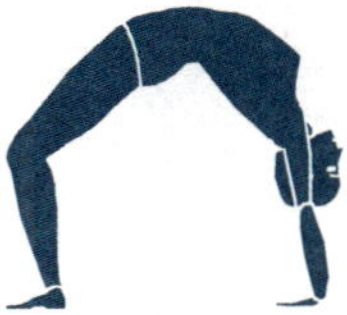

urdhva dhanurasana

urdhva = nach oben weisend

Uddiyana Bandha – Zwerchfellverschluss

Achtung!
Machen Sie diese Übung unbedingt mit leerem Magen!

Der mittlere Verschluss wird in der Nabelgegend mehr durch Kontraktion des Zwerchfells als durch die der Bauchmuskeln erzeugt. Er ist zunächst ein Einziehen des Bauchs, dem ein starkes Hochziehen des Zwerchfells folgt.

In Umkehrhaltungen richten sich *mula bandha* und *uddiyana bandha* aufgrund der Schwerkraft passiv ein. Hier liegen die Schlacken oberhalb der Flamme *agnis,* die nun zu *apana* »hinaufzüngelt«. Daher wirken Umkehrhaltungen reinigend und verjüngend.

apana
abgebende, ausscheidende Kraft im unteren Bauchraum

Ein aktiv eingenommener *uddiyana bandha* hingegen »hebt die Schlacken *(mala)* zum Feuer«[3] und macht *samana vayu* funktionsstark. Im Gegensatz zu den anderen Bandhas setzt man *uddiyana* ausschließlich in der Atemleere, also am Ende der Ausatmung in *bahya kumbhka*.

samana vayu
ausgleichende, zusammenführende Kraft in der Nabelgegend

Uddiyana heißt »hinauffliegen, hochfliegen«, was sich aber nicht auf die starke Kontraktion des Zwerchfells bezieht, obwohl das auch schon eine intensive Erfahrung ist, sondern auf das Hinauffliegen der *kundalini*.

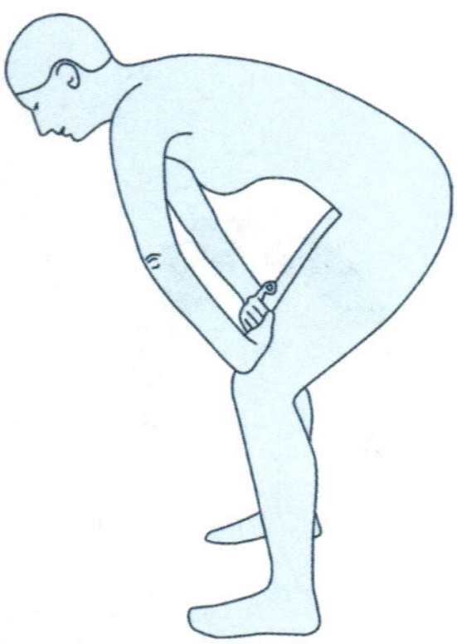

Anleitungsbeispiel

Der Zwerchfellverschluss lässt sich gut im Hockstand einüben. Stellen Sie dafür mit leicht angewinkelten Beinen die Füße etwas weiter als hüftbreit hin. Die Hände sind auf die Oberschenkel gestützt, die Fingerspitzen zeigen nach innen, die Arme sind angewinkelt.

Atmen Sie zu Beginn tief durch. Ziehen Sie den Bauch mit einer tiefen Ausatmung ein, und halten Sie den Atem an *(bahya kumbhaka)*. Simulieren Sie nun in dieser Atemleere eine Einatmung, indem Sie den Brustkorb anheben und die Rippen aufspreizen. Nun klappen Sie das in der Atemleere ohnehin schlaff nach oben gewölbte Zwerchfell weiter nach innen oben, bis eine große Mulde unter den Rippen sichtbar wird und sich der Nabel Richtung Wirbelsäule drückt. Halten Sie diese Stellung eine Weile lang. Lösen Sie den Verschluss rechtzeitig, bevor Sie in Atemnot geraten, und atmen Sie vorsichtig, fein aber tief ein. Lassen Sie dabei Zwerchfell und Bauch wieder los, und richten Sie sich auf. Wiederholen Sie diese Übung vier- bis sechsmal.

Udara Bandha – Bauchverschluss[4]

udara = Bauch

Mit *udara bandha*, dem Auswölben des Bauchs nach außen, wird *uddiyana* komplettiert. Die mit der Einatmung einhergehende, natürliche Bewegung des Bauchs nach außen wird in *udara bandha* mit tiefem Einatmen verstärkt: Der Bauch wird so weit wie möglich ausgewölbt und in der Atemanhaltephase *antara kumbhaka* wie ein Ballon nach außen gedrückt gehalten. Lassen Sie den Bauch mit der Ausatmung wieder los.

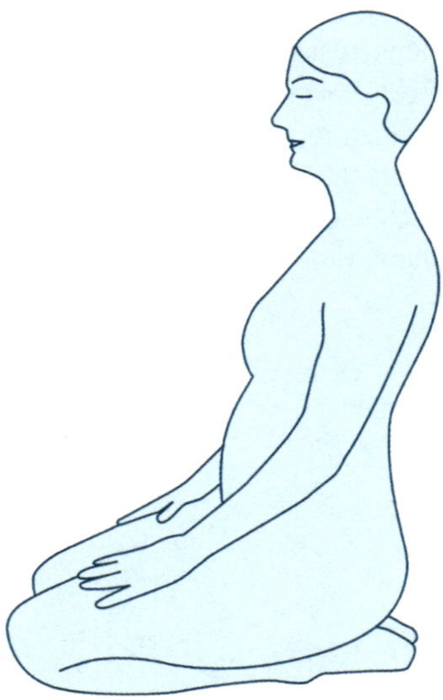

Purna Uddiyana Bandha – Vollständiger Bauchverschluss[5]

Achtung!
Praktizieren Sie diese Übung nur unter Aufsicht eines erfahrenen Yogalehrers!

Kombiniert man *udara* mit *uddiyana,* so entsteht *purna uddiyana bandha,* der vollständige Bauchverschluss. Er wird auch *ajagari* (Python) genannt, in Anlehnung an die Fähigkeit einer Riesenschlange, sich aufzublähen und zusammenzuziehen. *Purna uddiyana* verhilft *samana vayu* zu seiner vollen Funktionsstärke. Er bringt das Feuer in der Körpermitte zum Lodern, was zu Schweißausbrüchen führen kann.

samana vayu
ausgleichende, zusammenführende Kraft in der Nabelgegend

Der klassische Kamineffekt tritt ein: Während das Feuer die »Winde« *apana vayu* und *prana vayu* absorbiert, um *mala* zu verzehren, entsteht ein toxischer Abzug, was in *kumbhaka* einen leichten Anflug von Übelkeit oder Panik auslösen kann. Womöglich beginnen die Verdauungsorgane zu rumoren. Es kommt ganz darauf an, was der *sadhaka* mit sich herumträgt. Dieser *bandha* wird in Kombination mit einer intensiven Blasebalgatmung geübt, um die luftlöslichen Gifte abzuatmen.

mala
Unreinheiten, Schlacken; auch: psychische Belastungen

sadhaka
nach spiritueller Selbstverwirklichung strebender Yogaschüler

Agni Sari – Das innere Feuer anfachen

kriya
Handlung, Ritus

Agni sari wird in *uddiyana bandha* ausgeführt und zählt zu den Kriyas, den Reinigungstechniken des Hatha-Yoga, auch *agni sara dhauti* genannt: »Reinigung« *(dhauti)* »mittels« *(sara)* »Feuer« *(agni)*.

Die Übung spricht *samana vayu* gezielt an und wird ihrer körperfettverbrennenden Qualität wegen in Quellentexten bei Übergewicht und Trägheit, aber auch bei Verschleimung, Magen- und Blasenleiden empfohlen.

Anleitungsbeispiel

kumbhaka
Atempause, Atemanhalten

Nehmen Sie wie weiter oben beschrieben im Hockstand in der Atemleere *uddiyana bandha* ein, und lassen Sie Bauch und Zwerchfell im schnellen Wechsel los und spannen Sie sie wieder an, ohne den Oberkörper mitzubewegen. Nach 10 bis 20 Wiederholungen – je nach Kumbhaka-Kapazität – schließen Sie die Übung damit ab, dass Sie das Zwerchfell loslassen, sanft einatmen und sich wieder aufrichten. Wiederholen Sie das Ganze mehrfach.

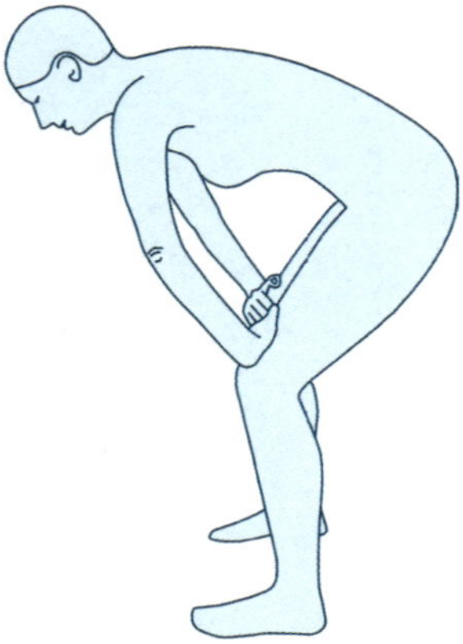

Maha Bandha I – Erster großer Verschluss

Wenn die drei Bandhas *mula, uddiyana* und *jalandhara I* in einer einzigen Haltung gesetzt werden, spricht man von *maha bandha,* dem »großen Verschluss«. Er geschieht bereits passiv in Umkehrhaltungen mit Kehlverschluss, wie z. B. *halasana, sarvangasana* oder *karnapidasana.* Er lässt sich aktiv in *setubandhasana* einüben.

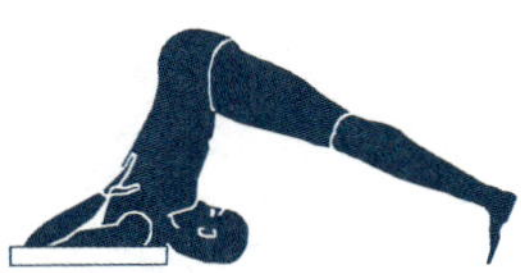

halasana

hala = Pflug

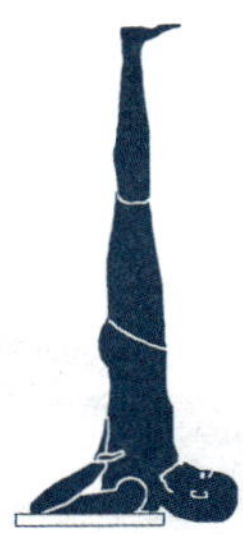

sarvangasana

sarvanga = alle Glieder

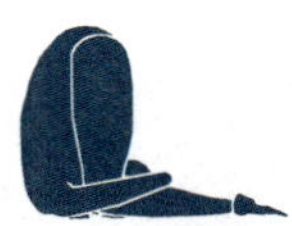

karnapidasana

karna = Ohr;
pida = Druck

Anleitungsbeispiel

Begeben Sie sich für die Schulterbrücke *setubandha* in die Rückenlage. Stellen Sie Ihre Füße hüftbreit auf, die Schienbeine sind senkrecht, die Arme liegen längs neben dem Rumpf. Schmiegen Sie den Lendenbereich mit der Einatmung an die Matte (Beckenaufrichtung), und setzen Sie einen festen *mula bandha.* Heben Sie das Becken mit der Ausatmung an, und führen Sie das Brustbein zum Kinn *(jalandhara I)*. Halten Sie dann den Atem an *(bahya kumbhaka)*, und setzen Sie *uddiyana bandha.* Nach einer individuellen Atemanhaltephase senken Sie mit der Einatmung wieder das Becken und lösen die Bandhas. Wiederholen Sie die Übung mehrmals.

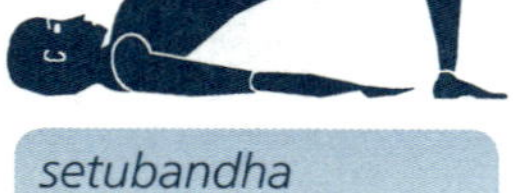

setubandha

setu = Brücke

Maha Bandha II – Zweiter großer Verschluss[6]

Maha bandha II ist das Gegenstück zu *maha bandha I.* Diese zweite Variante des »großen Verschlusses« besteht aus den drei Bandhas *mula, udara* und *jalandhara II.* Er lässt sich, nach ausgiebiger Blasebalgatmung, gut in *vajrasana* einüben.

Anleitungsbeispiel

Begeben Sie sich in den Fersensitz *vajrasana.* Platzieren Sie die Hände zwischen Fersen und Gesäß, um die Wirbelsäule gut aufzurichten und sich ggf. festzuhalten, falls die Übung eine kleine Ohnmacht auslöst. Setzen Sie mit einer tiefen Einatmung zeitgleich den Wurzel-, den Bauch- und den Nackenverschluss, und halten Sie diese während einer individuellen Atemanhaltephase. Heben Sie danach den Kopf wieder vorsichtig, und atmen Sie tief aus. Atmen Sie jetzt entweder mehrmals tief durch, oder schließen Sie gleich *maha bandha II* an:

Ziehen Sie den Bauch mit der Ausatmung wieder ein, und setzen Sie in der Atemleere mit angehaltenem Atem den Zwerchfell- und Kehlverschluss, erneuern Sie ggf. den Wurzelverschluss, und halten Sie diese drei Verschlüsse, solange es sich gut für Sie anfühlt. Lösen Sie mit einer tiefen Einatmung die Bandhas, und atmen Sie mehrmals tief durch.

Achtung!
Üben Sie *maha bandha II* nur mit einem erfahrenen Lehrer!

Führen Sie diese Übung nur durch, wenn Sie eine gesunde Halswirbelsäule haben!

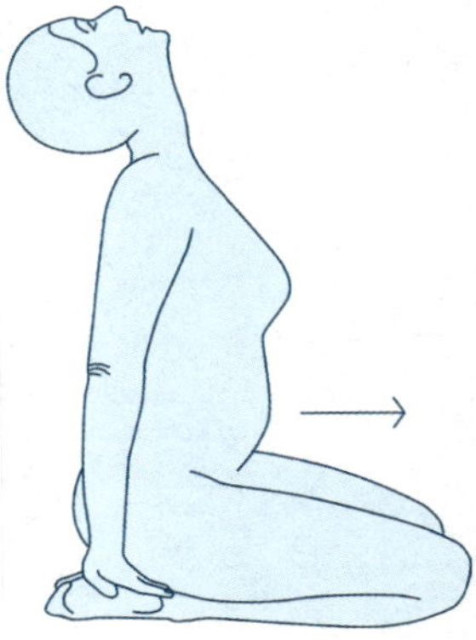

Kapitel IV

Die Mudras

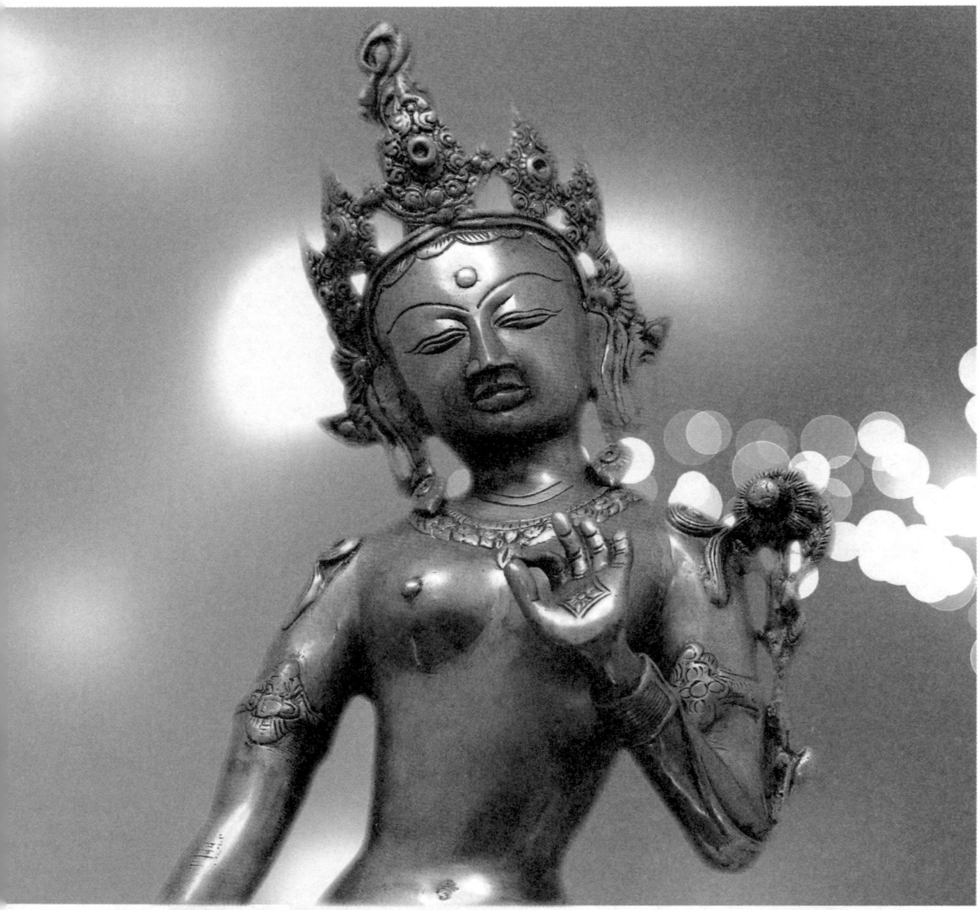

Die Bedeutung einiger Mudras

Im Yoga und im klassischen indischen Tanz hat jeder einzelne Finger eine Bedeutung, woraus sich die verschiedenen Bedeutungen der Mudras teilweise ableiten:

Daumen	*brahman*
Zeigefinger	*atman*
Mittelfinger	*ahamkara*
Ringfinger	*maya*
kleiner Finger	*karma*

Brahman bezeichnet das göttliche Absolute, das kosmische Bewusstsein. *Atman* ist unsere Seele, der »göttliche Funke« in uns, den jeder Mensch in seinem Herzen trägt. *Ahamkara* ist der »Ich-Macher« und meint das persönliche, begrenzte Ich-Bewusstsein, mit dem wir uns im Alltag bewegen, das aber in Wirklichkeit ein Konstrukt ist. *Maya* ist alles Weltliche, das gemäß der Vedanta-Lehre den Schleier der Illusion trägt, weil es vergänglich, sterblich und substanzlos ist. *Karma* ist das Gesetz von Ursache und Wirkung und meint unsere Taten, die sich als Kausalmasse angehäuft haben und aufgrund derer wir früher oder später eine Wirkung zu spüren bekommen.

ayur = langes Leben;
veda = Wissen;

Aryurveda
die Wissenschaft vom (langen) Leben

Im *Ayurveda* werden den Fingern verschiedene Chakras samt Element und Wahrnehmungssinn zugeordnet:[1]

Daumen	Nabelzentrum *(manipura chakra)* > Feuer > Sehen
Zeigefinger	Herzzentrum *(anahata chakra)* > Luft > Tasten
Mittelfinger	Kehlzentrum *(vishuddha chakra)* > Äther > Hören
Ringfinger	Wurzelzentrum *(muladhara chakra)* > Erde > Riechen
kleiner Finger	Genitalzentrum *(svadhisthana chakra)* > Wasser > Schmecken

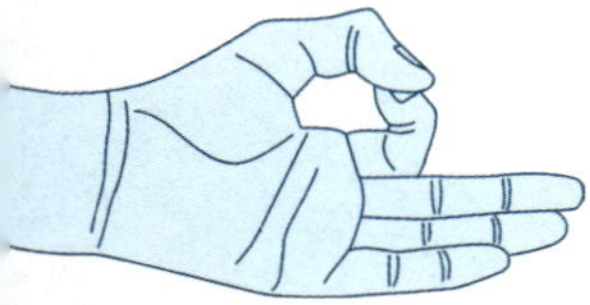

Jnana Mudra – Siegel der Erkenntnis

Daumen- und Zeigefingerbeeren berühren sich, die restlichen Finger sind locker gestreckt, die Handrücken liegen auf den Knien. Die Geste verleiht starke Aufrichtungsimpulse. Wir meditieren und sehnen die Erkenntnis herbei, dass *brahman* und *atman* eins sind. Aus der Erkenntnis des Selbst soll die des Absoluten hervorgehen.

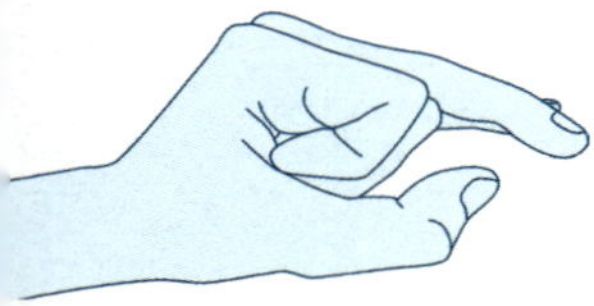

Vishnu Mudra – Vishnu-Geste

Vishnu ist ein Hindugott, der Erhalter. *Vishnu mudra* heißt die Geste, die wir für einige Pranayamas mit der rechten Hand einnehmen:

Für diese Geste werden Zeige- und Mittelfinger fest eingeklappt. Daumen, Ring- und kleiner Finger formen eine Zange. Der Daumen verschließt das rechte, Ring- und kleiner Finger das linke Nasenloch. Ring- und kleiner Finger zusammen sind etwa so groß wie der Daumen, sodass der gleiche Druck gewährleistet ist. Dieser sollte sanft sein.

Der Einfachheit halber kann ein Yogin zu Beginn seiner Pranayama-Praxis auch den kleinen Finger außer Betracht lassen.

Anjali Mudra – Grußgeste oder Geste des Dankes

Anjali heißt wörtlich »Handfläche«. In *anjali mudra* werden die Handflächen sanft aneinandergelegt. Es ist die Geste, mit der man *namaste,* die indische Begrüßung oder Danksagung, begleitet. Man führt die Geste zum Herzen und legt die Daumen auf das Brustbein. *Namaste* heißt wörtlich: »Verehrung dir!« Das Herz ist der Sitz von *atman* bzw. *purusha.* Man begrüßt sich mit dieser Herzensgeste sozusagen seelisch von *atman* zu *atman.*

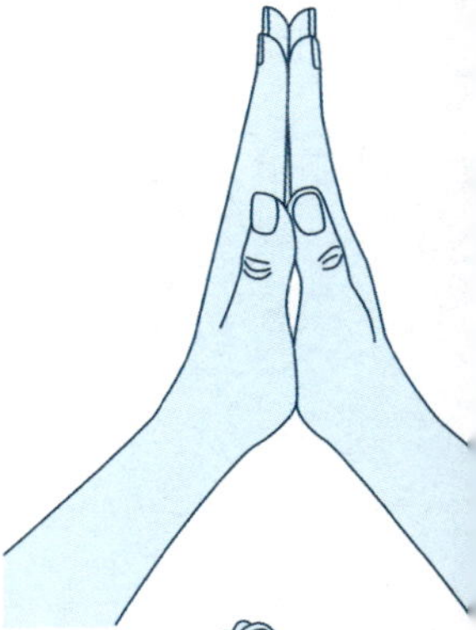

In der Yogatradition verneigt sich der Yogalehrer mit *anjali mudra* vor seinen Schülern, um sich dafür zu bedanken, dass die Schülerschaft die Yogalehre annimmt. Er führt dabei diese Geste zuerst zur Stirn, dann zum Mund und schließlich zum Herzen und bittet damit um »rechte Gedanken«, »rechte Rede« und »Herzensreinheit«.

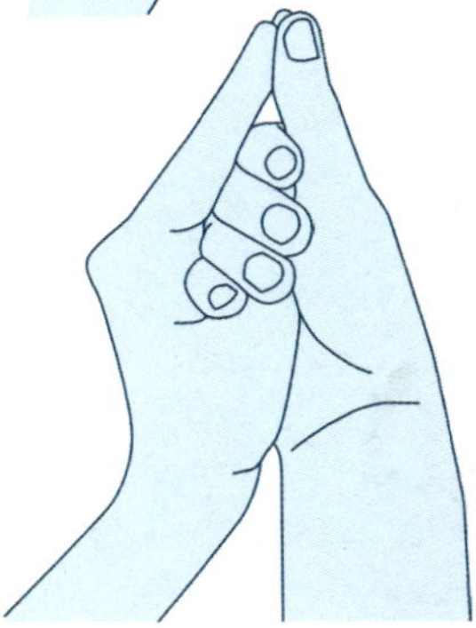

Shanka Mudra – Muschelhorngeste[2]

Shanka mudra öffnet verstopfte Nasengänge, bringt Geborgenheit und Trost: Umschließen Sie mit den Fingern der rechten Hand den Daumen der linken. Legen Sie die Fingerperlen bzw. -kuppen des linken Zeige- und Mittelfingers an die des rechten Daumens. Die Geste sieht nun wie ein Muschelhorn aus, das in Indien zum Gottesdienst im Tempel oder *Ashram* ertönt. Halten Sie die Hände in Zwerchfellhöhe.

sram = »sich anstrengen«;

Ashram
Einsiedelei; spirituelles Zentrum

Shanmukhi Mudra – Geste der sechs Kopföffnungen

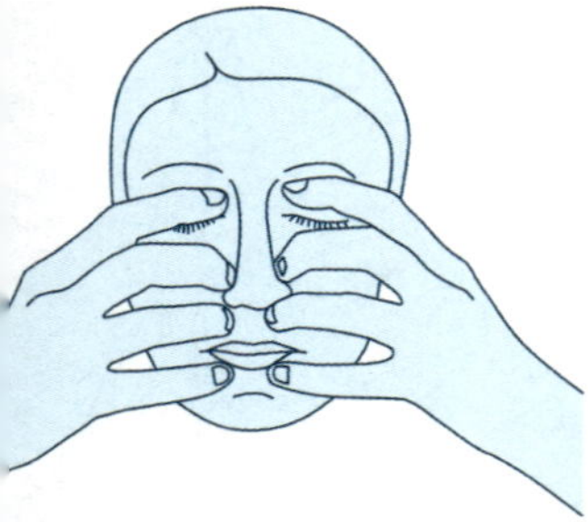

Shanmukhi mudra dient zum Verschließen sämtlicher Kopföffnungen, um während Pranayama dem inneren Klang *(nada)* zu lauschen. Wir verwenden die Geste z. B. bei *bhramari pranayama,* dem »Bienensummen«.

Legen Sie die Daumen auf die Ohrendeckel, die Zeigefinger sanft auf die Augenlider, die Mittelfinger auf die Nasenflügel, die Ringfinger über die Oberlippe und die kleinen Finger unter die Unterlippe. So verschließen Sie Mund, Nasenlöcher, Augen und Ohren. Für die Ausatmung öffnen Sie leicht den Mund und kommen so auf sechs geschlossene Öffnungen.

Kurma Mudra – Schildkrötengeste

Man wendet *kurma mudra* für die Atemübung *buddhi mudra pranayama* an: Legen Sie zuerst die Innenfläche der linken auf den Rücken der rechten Hand, sodass die drei mittleren Finger deckungsgleich, während Daumen und kleine Finger leicht abgespreizt sind. Die Geste ähnelt nun einer Schildkröte. Wenn Sie über links üben, legen Sie die Innenfläche der rechten auf den Rücken der linken Hand.

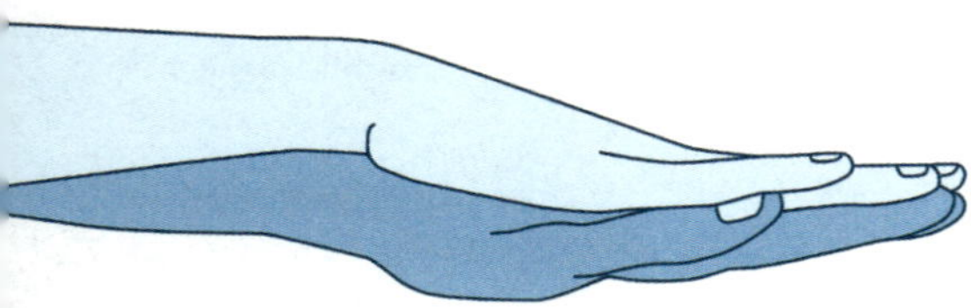

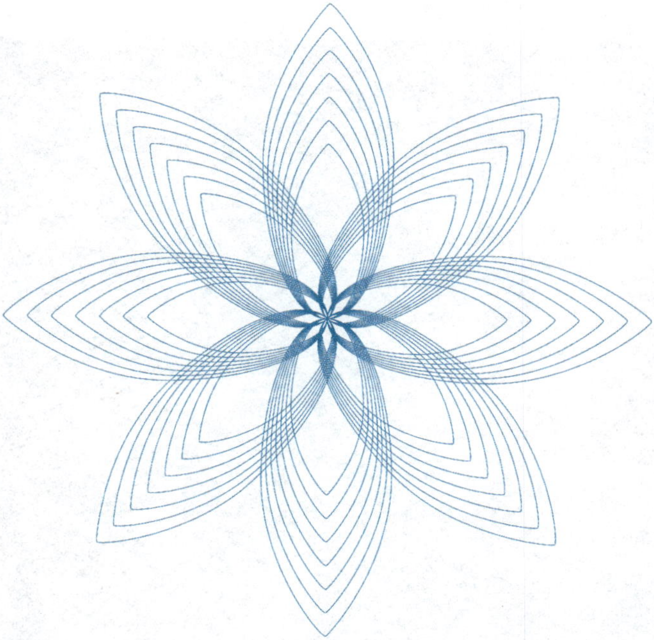

Kapitel V

Klassische Pranayamas

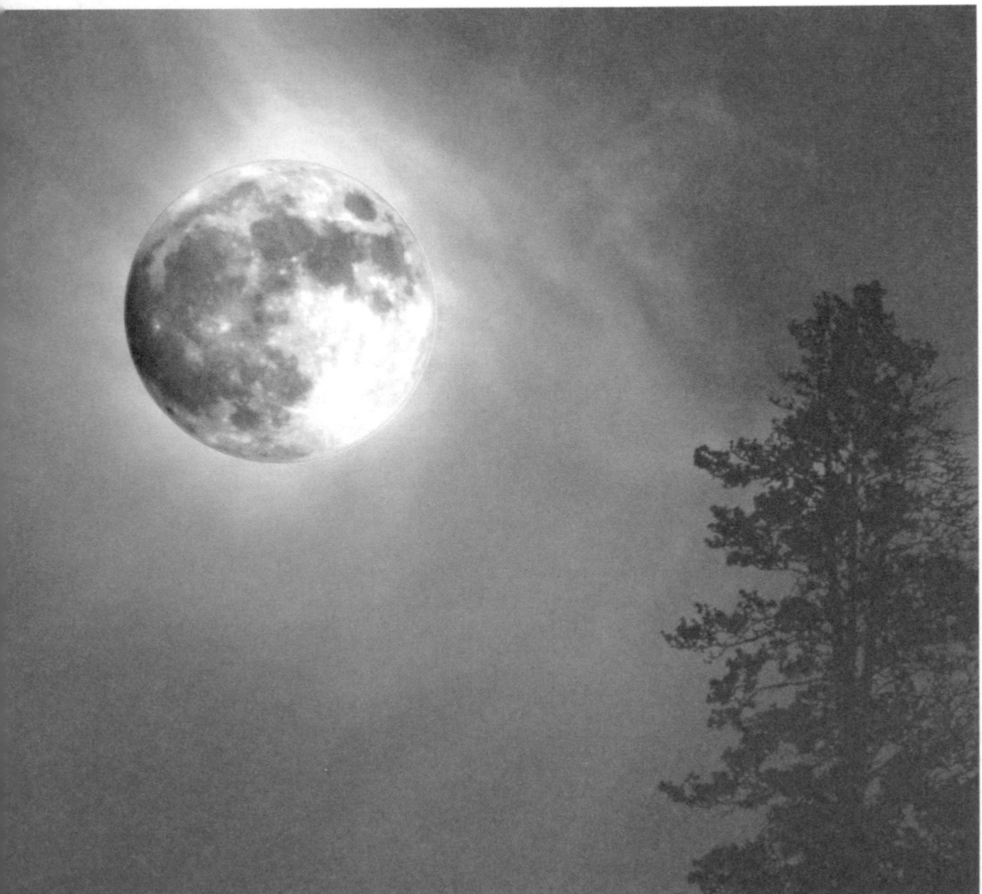

Eine Auswahl klassischer Pranayamas

Einleitung

Eine fortgeschrittene Yogapraxis – ob Asana oder Pranayama – ist alles andere als »natürlich«. Auf dem Kopf oder den Händen zu balancieren, die Gliedmaßen zu verknoten oder den Atem für mehrere Sekunden anzuhalten, entspricht nicht gerade der Norm.

Andererseits müssen die alten Yogins die Natur sehr genau beobachtet haben, bevor sie die vielen Yogahaltungen entwickeln konnten. Zahlreiche Asanas sind nach Pflanzen und Tieren benannt. Hier ist jede Pflanze und jedes Tier Träger einer symbolisch-mythologischen Bedeutung, aber auch einer bestimmten natürlichen Eigenschaft, mit der wir uns in der Yogahaltung identifizieren können.[1]

In Pranayama machen wir uns sogar Atemstrategien aus der Tierwelt zunutze, z. B. lassen Hunde bei Hitze die Zunge heraushängen, um sich über die Verdunstung von Speichel abzukühlen. Krokodile und Schildkröten werden aufgrund ihres ruhigen Atems sehr alt. Schildkröten können über 200 Jahre alt werden. Frösche und Fledermäuse stellen ihren Körper auf »Sparbetrieb«, indem sie ihre Atmung auf ein Minimum reduzieren und sich damit in einen schlafähnlichen Zustand versetzen, der ihr Überleben während der kalten Jahreszeit sichert.

Wenn wir mit Pranayama mehr oder weniger stark in den natürlichen, unwillkürlichen Atemmechanismus eingreifen, manipulieren wir damit auch das Gehirnareal, das den Atem steuert: das Atemzentrum. Das natürliche Atmen heißt *prakrita*. Das gesteuerte, »künstliche« Atmen wird als *vaikrita* bezeichnet.

pakrita
natürlich, frei fließend (adj.); gewöhnlicher Mensch (m)

vaikrita
»künstlich«, manipuliert

Zu Beginn der Pranayama-Praxis kann durch die Umstellung leichte Müdigkeit auftreten. Augentränen, Gähnattacken, Schweißausbrüche, Ausdünstungen, Räuspern, Hustenreiz oder Auswurf können weitere Anzeichen für den in Gang gebrachten Reinigungsprozess sein. Auch anfänglicher Muskelkater der Rippenzwischenmuskulatur oder des Zwerchfells fühlt sich ungewohnt an.

Auf der anderen Seite können positive Wirkungen wie eine gute Verdauung, Gesundheit, Verjüngung, eine schöne Stimme, Konzentrationsfähigkeit, ein klarer Kopf, innere Kraft, Ruhe der Nerven, gute Laune und vieles mehr erzielt werden.

Voraussetzungen für den klassischen Pranayama[2]

Unter klassischem Pranayama werden streng genommen die in der »Hathapradipika« genannten acht Kumbhakas verstanden: *suryabheda, ujjayi, shitkari, shitali, bhastrika, brahmari, murccha, plavini* (HYP II.44).[3]

Für verschleimte, übergewichtige, antriebsschwache und phlegmatische Menschen empfehlen die Quellentexte spezielle, ziemlich aufwendige Reinigungsprozeduren, die *shat karma,* auch *kriya* genannt: *dhauti* – zur Reinigung des Magens; *vasti* – zur Reinigung des Rektums (»Darmbad«); *neti* – zur Reinigung der Nase, des Mund- und Rachenraums; *trataka* – zur Reinigung der Augen; *nauli* – zur Anregung des Verdauungsfeuers; *kapalabathi* – zur Reinigung der Kopfhöhlen und Fettverbrennung (HYP II.21-38).[4]

Gereinigte Nadis zeigen sich (laut HYP II.19–20) in einem »schlanken« und »schönen« Körper; in der Fähigkeit, den Atem zu verhalten; in einer gut funktionierenden Verdauung und in einem allgemein guten Gesundheitszustand.[5]

Klassische Pranayamas werden immer im aufrechten Sitz ausgeführt,[6] der den Geist wach und aufmerksam hält. Auch für einen optimalen Atem- und Energiefluss ist die Aufrichtung der Wirbelsäule essenziell.[7] Ein Yogasitz mit überkreuzten Beinen bildet eine Art Energiekreis, der erstens vor dem Entweichen des *prana* schützt[8], was besonders im vollen Lotossitz spürbar ist, und zweitens die Blutzirkulation in den Beinen zugunsten der Versorgung von Herz und Gehirn bremst.[9]

Die Sitzqualität sollte stabil, fest und sicher *(sthira)*, gleichzeitig angenehm, mühelos und entspannt *(sukha)* sein (PYS II.46). Die Atemqualität sollte verlängert, also tief *(dirgha)*, gleichzeitig fein, leicht und unangestrengt *(sukshma)* sein (PYS II.50). Einige der Atemtechniken rufen Geräusche hervor: *ujjayi* einen Reibelaut, *kabalabathi* ein Schnaufen, *bhastrika* beides, *shitkari* ein Zischen, *shitali* ein Schlürfen, *bhramari* einen Summton wie der einer Biene. Der pranische Atem aber soll lautlos, sehr fein und passiv fließen. Swami Sivananda empfiehlt, die Nase nicht wie eine »Saugpumpe«[10] zu benutzen.

Das Üben von Asanas wie z.B. *viparita karani mudra* oder *maha mudra*, in denen *maha bandha* die Prana Vayus schon einmal in die gewünschte Richtung lenkt, hilft, sich innerlich auf die Pranayama-Sitzung einzustellen.

viparita
umgekehrt handeln;

kar = handeln;

viparita karani mudra
Umkehrhaltung, »halbe Kerze«

maha mudra
»großes Siegel«, bezeichnet ein Asana, in dem maha bandha, der große Verschluss, gesetzt wird

Matra

Die Maßeinheit für das jeweilige Atemverhältnis heißt *matra*. Ein *matra* entspricht etwa einer Sekunde. Wenn zum Beispiel ein Atemverhältnis von 4:16:8 angegeben ist, so zählen wir lautlos mit der Einatmung langsam bis vier, in der Atemfülle von 1 bis 16 und in der Ausatmung von eins bis acht. In einer Übung mit äußerem *kumbhaka* wird das Atemverhältnis näher bestimmt.

Mit der Zeit entfällt die Zählerei, weil man die Atemphasen mit fortschreitender Praxiserfahrung intuitiv im richtigen Verhältnis verlängert.

Abhyasa

abhyasa
entschlossenes Üben; beständige, regelmäßige Praxis

Zu Beginn der Pranayama-Praxis verzichten wir auf das Atemanhalten. Wir fangen mit einer leichten, angenehmen Praxis *(sukhapurvaka)* von 15 Minuten täglich an, der wir zur Vorbereitung entsprechende Atemübungen aus dem ersten Kapitel voranstellen.

Achtung!
Pranayamas, die eine starke Reaktion wie Schwindel oder sogar eine kurze Ohnmacht auslösen können, sind mit der Empfehlung versehen, sie unter Aufsicht eines erfahrenen Yogalehrers zu praktizieren.

Für den Einstieg eignet sich die einfache Wechselatmung *nadi shodhana.* Nach einer Woche nimmt man ein anfangs kurzes *kumbhaka* mit in die Übungspraxis auf. Mit *kumbhaka* gehen wir sehr vorsichtig um. Wir halten den Atem nur so lange an, wie es sich angenehm anfühlt. Es darf keine Atemnot entstehen. Sowohl das Atemanhalten als auch die Ein- und Ausatmung, sowie die Anzahl der Atemrunden werden sanft und sukzessiv gesteigert.

Sobald man 20 bis 30 Minuten gut aufrecht sitzen kann, nimmt man eine zweite Atemübung hinzu, z. B. *kapalabhati.* Hier steigert man allmählich Anzahl und Tempo der Ausatmungsstöße, während sich die Länge des abschließenden Kumbhakas von selbst ergibt. Ist der Impuls zur Einatmung bzw. Ausatmung da, gibt man diesem Impuls nach.

Zwei bis drei ausgewählte Atemtechniken sollten regelmäßig über einen längeren Zeitraum geübt werden. Ein Pranayama dauert 10 bis 20 Minuten. Man kann sehr genau beobachten, unter welchen Umständen sich welche Übung wie auswirkt. Letztlich zählt die eigene Erfahrung mit Pranayama.

Für diejenigen, die noch Bedenken haben, jetzt mit der Pranayama-Praxis zu beginnen, möchte ich Swami Sivananda zitieren, der sagt: »Zögere nicht! Warte nicht darauf, einen Guru zu finden, der an deiner Seite sitzt und nach dir schaut. Sei nicht unnötig besorgt!«[11]

Samana-betont

klärend, harmonisierend, ausgleichend

Nadi Shodana – Einfache Wechselatmung

Nadi shodhana heißt »Reinigung der Nadis« und ist als *kriya* eine geeignete Einstiegsatemübung. Sie befreit die Energiekanäle von Unreinheiten *(mala)*, weshalb sie auch *mala shodhana kriya* genannt wird. Die einfache Wechselatmung ist gleichermaßen über das rechte und linke Nasenloch zu atmen, sie harmonisiert die Sonnen- und Mondenergie in *ida nadi* und *pingala nadi* und somit ein eventuelles emotionales Ungleichgewicht. Die Wechselatmung ist eine feine, kaum hörbare Atemtechnik.

kriya
Reinigungstechnik des Hatha-Yoga

Anleitung

Bringen Sie die rechte Hand in *Vishnu mudra*, die linke Hand ruht in *jnana mudra* auf dem linken Knie. Atmen Sie zu Beginn über beide Nasenlöcher tief aus. Schließen Sie dann mit dem Daumen das rechte Nasenloch. Atmen Sie über links ein, und schließen Sie in der Atemfülle das linke Nasenloch mit Ring- und kleinem Finger.[12] Lösen Sie den Daumen vom rechten Nasenloch, und atmen Sie über rechts aus. Atmen Sie über rechts wieder ein, und schließen Sie in der Atemfülle das rechte Nasenloch. Lösen Sie Ring- und kleinen Finger vom linken Nasenloch, und atmen Sie über dieses aus. Das war eine Runde. Lassen Sie die Ein- und Ausatmung peu à peu länger und feiner werden. Nehmen Sie die Atemfülle während des Wechsels von Nasenloch zu Nasenloch kurz wahr, aber verweilen Sie nicht darin. Atmen Sie über die Atemleere fließend hinweg.

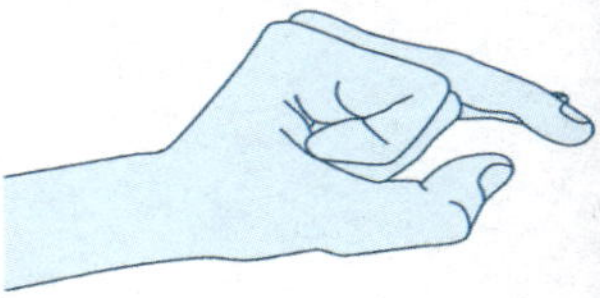

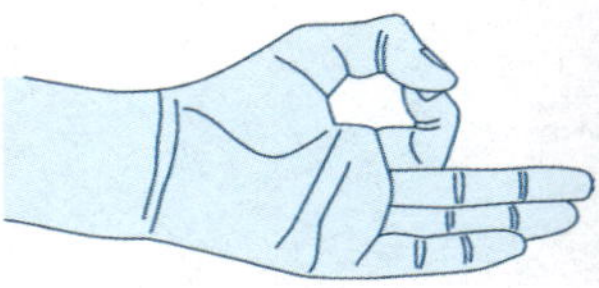

Anuloma Viloma Pranayama – Wechselatmung mit Kumbhaka

Anuloma heißt »mit dem Strich des Fells«, *viloma* »gegen den Strich des Fells« und bezieht sich einerseits auf die Verlängerung von Ein- und Ausatmung, die hier in der Wechselatmung mit dem Atmen durch jeweils nur ein Nasenloch zustande kommt, andererseits auf das Unterbrechen des Atemflusses durch die Atemverhaltung.

Anuloma viloma baut auf *nadi shodhana* auf. Deren Wechseltechnik wird durch das lautlose Zählen der *matra* und das Atemanhalten mit Kehlverschluss ergänzt, was ihr eine leicht anregende Tendenz verleiht *(brmhana).* Im Weiteren kann der Wurzelverschluss hinzugefügt werden. *Anuloma viloma* ist eine geräuschlose Atemtechnik.

Anleitung
Anuloma Viloma I

Bringen Sie die rechte Hand in *Vishnu mudra,* die linke Hand ruht in *jnana mudra* auf dem linken Knie. Atmen Sie zu Beginn über beide Nasenlöcher tief aus. Führen Sie nun zunächst die Grundatemtechnik aus: Schließen Sie das rechte Nasenloch, atmen Sie links ein (4 *matra).*[13] Schließen Sie in der Atemfülle das linke Nasenloch, öffnen Sie das rechte, und atmen Sie rechts aus (8 *matra).* Atmen Sie dann über rechts wieder ein (4 *matra),* schließen in der Atemfülle das rechte Nasenloch, öffnen das linke und atmen links aus (8 *matra).* Das war dann die erste Runde mit einem Atemverhältnis von 4 : 8.

Nehmen Sie nun ein kleines *kumbhaka* hinzu: Schließen Sie das rechte Nasenloch, und atmen Sie links ein (4 *matra).* Dichten Sie beide Naseneingänge sanft ab, und halten Sie den Atem an (4 *matra).* Öffnen Sie dann das rechte Nasenloch, atmen Sie durch dieses aus (8 *matra),* dann wieder ein (4 *matra).* Schließen Sie beide Nasenlöcher, und halten Sie den Atem an (4 *matra).* Öffnen Sie das linke Nasenloch, und atmen Sie durch dieses aus (8 *matra).* Atmen Sie über die Atemleere fließend hinweg. Das war die zweite Runde mit einem Atemverhältnis von 4 : 4 : 8.

Jetzt mit *bandha:* Setzen Sie in der dritten Runde in *antara kumbhaka* den Kehlverschluss *jalandhara bandha,* und steigern Sie in der vierten Runde *kumbhaka* auf acht *matra.* Das Atemverhältnis beträgt dann 4 : 8 : 8.

Achtung!
Je länger der Atem in *antara kumbhaka* angehalten wird, umso deutlicher muss hier *jalandhara bandha* gesetzt werden, um mit dem Druck auf den Sinus carotis einem Herzflattern vorzubeugen.

Wenn die Einatmung an dieser Stelle zu aktiv, also grob und geräuschvoll, wird, dann verlängern und dosieren Sie diese, bis sie wieder fein und kaum hörbar ist. Verwenden Sie ein Atemverhältnis von 6 : 8 : 8, um danach langsam wieder in das richtige Einatmungs-Ausatmungs-Verhältnis von 6 : 8 : 12 zu kommen.

Weitere Steigerungen sind möglich, wenn keinerlei Atembedrängnis spürbar ist. Meiner Erfahrung nach ist die Ausdehnung von *kumbhaka* in Viererschritten praktikabel (4 – 8 – 12 – 16 *matra* usw.).

Anleitung
Anuloma Viloma II

Jede Atemphase in *anuloma viloma* kann allmählich gesteigert werden und zwar in einem Einatmungs-Ausatmungs-Verhältnis von 1 : 2. Weiten Sie dafür *antara kumbhaka* mit festem Kehlverschluss vorsichtig in Viererschritten aus. Schon in der dritten Runde können Sie *jalandhara bandha I* durch *mula bandha* ergänzen, sodass der Körper an beiden Wirbelsäulenenden »abgedichtet« wird.

Kapalabathi – Das Haupt zum Leuchten bringen

Kapala heißt »Schädel, Kopf«, auch »Gehirn«, *bathi* »Glanz, Leuchten, Strahlen«. Streng genommen ist *kapalabathi* eine *kriya* zur Reinigung der Kopfhöhlen. Sie macht die Nasengänge und Nasennebenhöhlen sowie die Stirnhöhle frei und erfrischt insgesamt den Kopf. In der »Hathapradipika« (HYP II.21) wird sie für übergewichtige und träge Menschen empfohlen – ein Hinweis auf ihre fettverbrennende Qualität: Die schnellen Bewegungen des Zwerchfells fachen das Verdauungsfeuer an.

Während dieser Schnellatmung wird der Sauerstoffgehalt im Blut stark erhöht. Das Blut wird alkalisch, also basisch, was den Stoffwechsel anregt und die Entsäuerung des Körpers fördert. Durch das verstärkte Abatmen von Kohlendioxid wird ein langes Atemanhalten mühelos möglich. Bereits nach zehn Übungsminuten ist der Kopf klar.

Es gibt verschiedene Varianten von *kapalabathi*, die Herangehensweisen unterscheiden sich von Schule zu Schule. Variante I führt vor allem durch *bahya kumbhaka* in eine friedvolle Stille (und ist deshalb einer meiner Lieblings-Pranayamas). In Variante II kann die Körpertemperatur leicht ansteigen, die Grenze zu den brmhana-betonten Atemübungen ist hier fließend.

Kabalabathi gehört zu den geräuschvollen Atemtechniken, ein rhythmisches Schnaufen ist hörbar. Sie ist eine gute Vorbereitungsübung für *bhastrika*.

Anleitung I
Kapalabathi mit Bahya Kumbhaka und Maha Bandha I[14]

Diese unmittelbar wirkende Atemtechnik besteht aus kurzen, schnellen, kraftvollen und aktiven Ausatmungsstößen durch die Nase und einer jeweils darauffolgenden passiven Einatmung. Schnaufen Sie aktiv aus, als würden Sie Ihre verstopfte Nase befreien, ziehen Sie dabei den Bauch kraftvoll ein. Die Einatmung geschieht danach automatisch, der Bauch schnellt von selbst wieder vor. Lassen Sie den Brustkorb und die Schultern dabei unbewegt.

Die Ausgangsbasis für die Ausatmungsstöße ist eine halb volle Lunge. Um das Lungenvolumen – voll/leer/halb voll – zu spüren, beginnen Sie damit, die Lunge in einem Atemzug vollständig zu füllen und danach vollständig zu leeren, um sie schließlich halb füllen zu können. Machen Sie anschließend 30 Ausatmungsstöße.

Gestalten Sie die letzten Ausatmungsstöße tiefer, bis die Lunge leer ist. Lassen Sie nun den Bauch los, und setzen Sie in *bahya kumbhaka,* der Atemleere, einen kraftvollen *mula bandha*, einen leichten *uddiyana bandha* und einen festen *jalandhara bandha – maha bandha I*, den »großen Verschluss«. Drücken Sie dabei die Hände leicht gegen die Knie, und strecken Sie die Arme, um die Schultern zurückzunehmen und das Brustbein anzuheben. Verweilen Sie in *kumbhaka* – in der Stille. Sobald der Einatmungsimpuls da ist, geben Sie diesem nach.

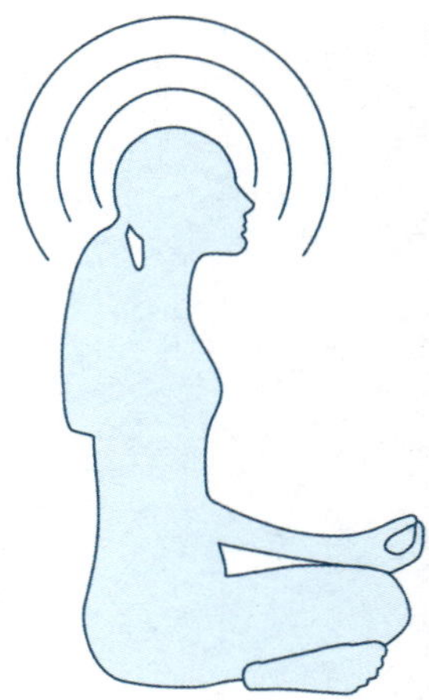

Atmen Sie nach *kumbhaka* sehr sanft, ohne Hast oder Gier tief ein und wieder aus. Atmen Sie dann normal weiter, und spüren Sie in den Kopfraum hinein: Spüren bzw. sehen Sie die Helligkeit, die Weite, den Glanz im Schädelinneren – *bathi* –, und kosten Sie das friedliche Gefühl nach der Übung voll aus.

Steigern Sie in den folgenden Runden schrittweise die Anzahl und das Tempo der Ausatmungsstöße. Sie können dies z. B. in Zehnerschritten tun, wobei Sie als Anfänger 120 Ausatmungsstöße nicht überschreiten sollten, jedoch als geübte(r) Yogin(i) bis zu

300 Ausatmungsstöße meistern dürfen. Sie können das Tempo auch innerhalb einer Runde steigern. Sobald Sie aber die Kontrolle über die Zwerchfellbewegungen verlieren, müssen Sie die Geschwindigkeit der Ausatmungsstöße wieder reduzieren. Es genügt, wenn Sie in einer Pranayama-Sitzung drei bis vier Runden *kabalabathi* ausführen.

Anleitung II
Kabalabathi – mit Antara Kumbhaka[15]

Nehmen Sie sich zu Beginn eine bestimmte Anzahl von Ausatmungsstößen vor, z. B. 100. Die Ausgangsbasis für die Ausatmungsstöße ist eine halb volle Lunge. Um das Lungenvolumen – voll/leer/halb voll – zu spüren, beginnen Sie wieder damit, die Lunge in einem Atemzug vollständig zu füllen und danach vollständig zu leeren, um sie schließlich halb füllen zu können. Atmen Sie also ein, bis Ihre Lunge zur Hälfte gefüllt ist, und starten Sie mit den Ausatmungsstößen. Zählen Sie die Zehnerschritte mit Ihren Fingern ab. Atmen Sie nach dem letzten Ausatmungsstoß tief und vollständig ein, dann vollständig wieder aus, anschließend bequem ein: Füllen Sie die Lunge nicht ganz. Halten Sie den Atem mit dreiviertel gefüllter Lunge an, damit kein Druck entsteht. Setzen Sie nun *mula bandha,* und verweilen Sie so. Lenken Sie die Konzentration auf *ajna chakra* und von dort aus zur Mitte des Schädels. Tauchen Sie in *bathi*, den Glanz, ein. Mit dem Impuls zur Ausatmung atmen Sie in Ihrer Vorstellung ganz sanft, ohne Spannung zum Scheitel heraus, lösen Sie dabei den *bandha.* Atmen Sie danach tief ein, und spüren Sie in den Kopfraum nach, bevor Sie einen nächsten Durchgang beginnen.

Bhramari Pranayama – Das Bienensummen

Bhramari heißt »Biene«. Dieser Pranayama bringt ein Geräusch hervor, das an das Summen einer Biene erinnert. Die Übung wird mit *shanmukhi mudra* ausgeführt, der Geste, mit der man die Kopföffnungen schließt. Mit verschlossenen Ohren dem eigenen hohen, endlos anmutenden Summton zu lauschen, ist ein Erlebnis: Die Klangresonanz wird im Innern erlebt. Übt man *bhramari* in der Gruppe, gleicht der Klang einem regen Bienenschwarm. Die schnelle Einatmung und das Spüren über den Schädel hinaus können ein Gefühl der Entrückung auslösen. Nach einigen Runden der Ausführung breitet sich eine angenehme Heiterkeit aus.

Anleitung

Legen Sie die Hände für *shanmukhi mudra* auf das Gesicht, verschließen Sie die Naseneingänge jedoch noch nicht ganz. Atmen Sie nun durch die Nase schnell und ungestüm ein, sodass die Nasenflügel an die Nasenscheidewände gesaugt werden. Schließen Sie nach einem *antara kumbhaka* von acht bis zwölf *matra* beide Nasenlöcher per Mittelfingerkuppen und beide Ohren per Daumenbeeren. Drücken Sie die Lippen mit Ring– und kleinem Finger behutsam zusammen, und atmen Sie mit einem sehr hohen und langen Summton sehr langsam und dosiert durch den nur leicht geöffneten Mund aus. Lenken Sie die Aufmerksamkeit dabei zum Kronenpunkt des Schädels oberhalb der Fontanelle.

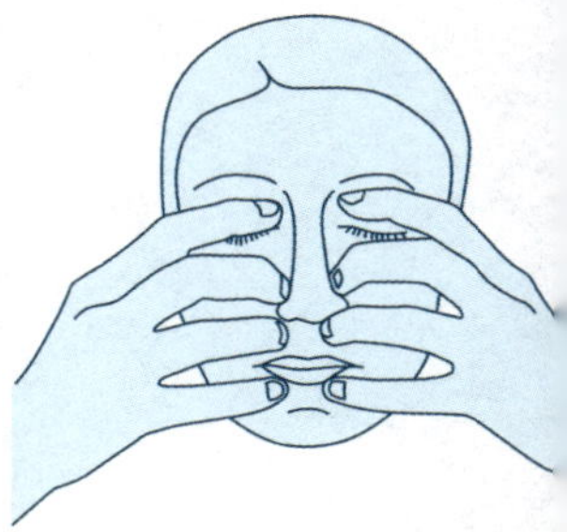

Üben Sie mehrere Runden hintereinander, und spüren Sie anschließend nach.

Langhana-betont

beruhigend, kühlend, ableitend

Shitali Pranayama – Die Erfrischende

Die Luft, die wir einatmen, ist normalerweise kühler als die vom Körper erwärmte Ausatemluft, es sei denn, die Außentemperatur beträgt 37 Grad Celsius. Durch Verdunstung des Speichels über die herausgestreckte Zunge und den darüber streifenden Luftzug sorgt *shitali* für verstärkte Abkühlung. *Shita* heißt »kühl, kalt«, *shitali* »die Erfrischende, Kühlende«. Diese Kühlung ist sowohl bei tatsächlicher hochsommerlicher Hitze angenehm als auch bei Hitze, die im Körper herrscht, z. B. bei Heuschnupfen, Asthma oder aufsteigender Hitze in den Wechseljahren. Bei hitzigen Gemütszuständen wie Ärger o. Ä. bringt *shitali* ebenfalls sofortige Linderung und einen angenehm »kühlen Kopf«.

Anleitung

Strecken Sie die Zunge heraus, und rollen Sie diese längs zu einem Röhrchen ein. Heben Sie das Kinn etwas an, und »schlürfen« Sie den Atem geräuschvoll ein. Lenken Sie die Aufmerksamkeit während des Einatmens auf Gaumen- und Kehlbereich, und spüren Sie dort die kühlende Wirkung. Bringen Sie den Kopf in der Atemfülle wieder in die Ausgangsposition zurück, und halten Sie den Atem für vier bis acht *matra* an. Drücken Sie in *kumbhaka* die Zungenspitze gegen den harten Gaumen, damit sich erneut Speichel sammelt. Legen Sie für die Ausatmung die Hände auf das Gesicht, und verengen Sie mit den kleinen Fingern längs die Nasenlöcher, sodass sich die Ausatmung verlängert. Spüren Sie mit der Ausatmung die Hitze, die der Körper abgibt.

Sollte es Ihnen nicht möglich sein, ein Zungenröhrchen zu bilden, können Sie alternativ die Zunge breit zwischen die Zähne klemmen und den kühlen Einatemzug deutlich seitlich der Zunge spüren.

Sitkari Pranayama – Die Geräuschvolle

Sitkari ist »die Geräuschvolle«. Es wird auf den Laut »sit« eingeatmet. *Kar* heißt »tun«. Sie ist also »diejenige, die *sit* tut« und geräuschvoll das ganze System kühlt. »Die Geräuschvolle« lindert vor allem Durst.

Anleitung

Öffnen Sie Mund und Zahnzwischenraum etwas. Klemmen Sie die Seiten der flach geformten Zunge zwischen die Backenzähne, legen Sie die Zungenspitze an die unteren Schneidezähne, und atmen Sie auf »sit« geräuschvoll ein.

Verfahren Sie nun wie in *shitali* weiter: Halten Sie den Atem für vier bis acht *matra* an, und drücken Sie die Zungenspitze gegen den harten Gaumen, damit sich erneut Speichel sammelt. Zur Ausatmung legen Sie die Hände auf das Gesicht und verengen mit den kleinen Fingern längs die Nasenlöcher, sodass sich die Ausatmung verlängert. Spüren Sie die Hitze, die den Körper mit der Ausatmung verlässt.

Chandra Bheda – Den Mondkanal durchstoßen

Chandra ist der »Mond«, *bheda* heißt »durchstoßen, durchdringen, hindurchziehen«. In *chandra bheda* oder *bhedana (bheda-ana,* wörtlich: »durchstoßender Atem«) nimmt kühlende Mondenergie durch das linke Nasenloch Einzug in den Körper *(ida nadi,* auch: »Mondkanal«), und Hitze wandert über das rechte Nasenloch ab *(pingala nadi,* auch: »Sonnenkanal«).

Dadurch, dass wir nur in eine Richtung atmen, nämlich von links nach rechts, »durchstößt« *prana* den »Mondkanal«, bzw. wird *prana* durch diesen »hindurchgezogen«. Die Übung ist nervenberuhigend und kühlt den Kopf.

Anleitung

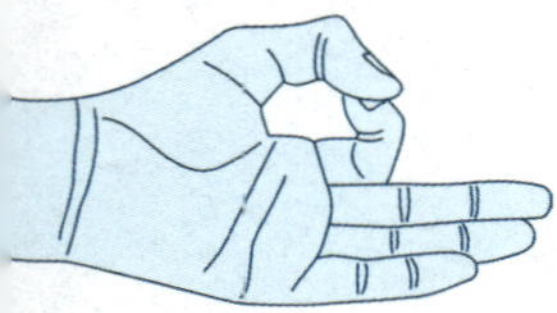

Bringen Sie die rechte Hand in *Vishnu mudra,* die linke in *jnana mudra.* Zu Beginn atmen Sie über beide Nasenlöcher tief aus. Schließen Sie mit dem Daumen Ihrer rechten Hand das rechte Nasenloch, und atmen Sie über das linke ein. Schließen Sie dann das linke Nasenloch, öffnen das rechte und atmen über dieses aus. Atmen Sie immer von links nach rechts. Verlängern Sie dabei nach und nach beide Atemphasen. Lassen Sie den Atem lang, fein und ohne Unterbrechung fließen. Nach 10 bis 20 Runden atmen Sie abschließend über rechts aus und danach normal weiter. Nehmen Sie die liebliche, kühlende Energie wahr. Wiederholen Sie diese Übung je nach Kühlungsbedarf.

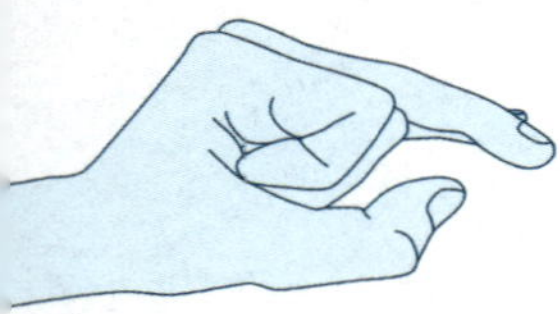

Anuloma Pranayama – Mit dem Strich des Fells

Loma heißt »Haar, Fell« und *anu* »mit, einhergehend mit«. *Anuloma* heißt somit »mit dem Strich des Fells« und bedeutet »in der natürlichen Ordnung«.

In diesem Pranayama verlängern wir die Ausatmung erstens dadurch, dass wir durch nur ein Nasenloch ausatmen, und zwar abwechselnd über rechts und links, und zweitens durch eine sukzessive Ausweitung der Ausatmungsphasen. Die Langhana-Funktion von *anuloma* wird unter Hinzunahme eines äußeren Kumbhakas (Atemleere) mit *mula bandha* verstärkt. Schließlich kann die komplette Übung in *ujjayi pranayama* ausgeführt werden, was ihre kühlende Wirkung durch das Reiben etwas moduliert. Die Übung führt zu innerer Ruhe.

langhana
Funktion, die Reduktion, innere Sammlung und Beruhigung fördert

Anleitung

Nehmen Sie mit der rechten Hand *Vishnu mudra,* mit der linken *jnana mudra* ein. Beginnen Sie mit einer tiefen Ausatmung über beide Nasenlöcher, und atmen Sie über beide wieder ein. Schließen Sie dann das rechte Nasenloch, und atmen Sie über das linke aus. Öffnen Sie das rechte wieder, und atmen Sie über beide ein. Anschließend atmen Sie über das rechte Nasenloch aus, während das linke geschlossen ist. Das war eine Runde.

Tasten Sie sich über die folgenden Schritte an *anuloma* heran: Gestalten Sie zunächst die Ausatmung doppelt so lang wie die Einatmung (Atemverhältnis 4:8 *matra).* Verlängern Sie nun behutsam die Ausatmungsphasen auf beiden Seiten (EA 4:AA 10; EA 4:AA 12; EA 4:AA 14 usw.).

Nehmen Sie jetzt ein kleines *bahya kumbhaka* (AL: 4 *matra)* hinzu, und setzen Sie in der nächsten Runde in der Atemleere *mula bandha,* der während der Einatmung entweder weiter gehalten oder jedes Mal gelöst wird. Lassen Sie dann die Einatmungsphasen etwas länger werden, und weiten Sie schließlich *kumbhaka* in Viererschritten aus.

Zum Beispiel so:

1. Runde: EA 4 (über beide): AA 8 (über links): EA 4 (über beide): AA 8 (über rechts)

2. Runde: EA 4 (über beide): AA 10 (über links): EA 4 (über beide): AA 10 (über rechts)

3. Runde: EA 4 (über beide): AA 12 (über links): EA 4 (über beide): AA 12 (über rechts)

4. Runde mit *bahya kumbhaka:* EA 4 (über beide): AA 12 (über links): AL 4: EA 4 (über beide): AA 12 (über rechts)

5. Runde mit *mula bandha* in *bahya kumbhaka*

6. Runde: EA 6 (über beide): AA 12 (über links): AL 4 (mit *mula bandha)*: EA 6 (über beide): AA 12 (über rechts)

7. Runde *(bahya kumbhaka* steigern): EA 6 (über beide): AA 12 (über links): AL 8 (mit *mula bandha)*: EA 6 (über beide): AA 12 (über rechts)

8. Runde: EA 6 (über beide): AA 12 (über links): AL 12 (mit *mula bandha)*: EA 6 (über beide): AA 12 (über rechts)

Legen Sie nach ca. zehn Minuten eine kleine Nachspürpause ein, und überprüfen Sie Ihre gedankliche Aktivität. Hängen Sie ggf. noch ein paar Runden an.

Brmhana-betont

anregend, wärmend, aufbauend

Surya Bheda Kumbhaka – Den Sonnenkanal durchstoßen

Surya heißt »Sonne«, *bheda* »durchstoßen, durchdringen, hindurchziehen«. In *surya bheda* oder *bhedana (bheda-ana*, wörtlich: »durchstoßender Atem«) nimmt wärmende Sonnenenergie durch das rechte Nasenloch Einzug in den Körper *(pingala nadi*, auch: »Sonnenkanal«), und Kühles wandert über das linke Nasenloch ab *(ida nadi*, auch: »Mondkanal«). Dadurch, dass wir nur in eine Richtung, nämlich von rechts nach links, atmen, »durchstößt« *prana* den Sonnenkanal, bzw. wird *prana* durch den Sonnenkanal »hindurchgezogen«. Die Körpertemperatur steigt an.

Anders als in ihrer Gegenspielerin *chandra bheda* wird hier ein *antara kumbhaka* (Atemfülle) mit *jalandhara bandha I* und *mula bandha* ausgeführt wodurch es zu Schweißausbrüchen kommen kann. Die Übung schenkt kraftvolle, solare Energie, die mythologisch mit der *Shakti* in Verbindung gebracht wird. *Surya bedha kumbhaka* ist ein lautloser Pranayama, der mit dem inneren Feuer, das er anfacht, die *kundalini* »speist«. Voraussetzung dafür ist, dass man mit Entschiedenheit *mula bandha* setzt, um *apana vayu* emporzuziehen, und *jalandhara bandha I,* um den aufstrebenden *prana vayu* aufzuhalten und umzulenken.

chandra = Mond

Auf der Körperebene verbessert diese Atemtechnik die Darmflora, reinigt das Gehirn und heilt Schnupfen und Nebenhöhlenentzündungen.

Anleitung

Bringen Sie die rechte Hand in *Vishnu mudra,* die linke in *jnana mudra.* Atmen Sie zunächst über beide Nasenlöcher tief aus. Schließen Sie nun das linke Nasenloch, und atmen Sie über rechts ein. Schließen Sie dann das rechte Nasenloch ebenfalls, und halten Sie den Atem vier *matra* lang mit festem Kehl- und Wurzelverschluss an. Öffnen Sie das linke Nasenloch, und atmen Sie darüber aus. Atmen Sie immer von rechts nach links. Verlängern Sie dabei nach und nach beide Atemphasen, und steigern Sie *kumbhaka* in Viererschritten. Vergessen Sie dabei niemals den Kehlverschluss, der vor Herzflattern schützt, und setzen Sie keinesfalls *uddiyana bandha* in *antara kumbhaka.* Das wäre eine Belastung für das Herz. Gestalten Sie den Atem lang und fein.

Schließen Sie die Übung nach 10 bis 20 Runden ab, indem Sie über links aus- und danach normal weiteratmen. Nehmen Sie die kraftvolle, feurige Energie wahr. Führen Sie mehrere Wiederholungen durch.

Bhastrika Pranayama – Blasebalgatmung

Bhastrika heißt »Blasebalg«. Die »Hathapradipika« empfiehlt für diesen Pranayama den Lotossitz (HYP II.59–60). Die Blasebalgatmung ist aber durchaus in vielen anderen Asanas praktikabel.[16]

Ähnlich wie *kabalabathi* ist *bhastrika* kraft- und geräuschvoll. Das reibende Geräusch kommt hier aus der Kehle, das schnaufende aus der Nase. Das so erzeugte Geräusch ähnelt dem eines Blasebalgs. Im Gegensatz zu *kapalabthi* ist hier nicht nur die Ausatmung, sondern auch die Einatmung aktiv: Bauch und Brustkorb dehnen sich während der Einatmung mit aus, dürfen sich also mitbewegen. Aus dem gleichmäßigen Ausdehnen und Zusammenziehen von Bauch und Brustkorb ergibt sich eine tiefere

Atmung. Ein ganz so schneller Rhythmus wie in *kabalabathi* ist hier nicht möglich. *Bhastrika* wärmt den ganzen Körper spürbar durch; man gerät ins Schwitzen.

Bei *bhastrika* empfiehlt es sich, ein Taschentuch bereitzuhalten, weil bei der Durchführung leicht verstopfte Nasengänge frei werden. Die Blasebalgatmung reinigt die Atemwege, erhöht die Lungenkapazität, verbessert die Lungeneffizienz, heizt den Körper bei Kälte oder Frieren auf, lindert Halsentzündungen und steigert das Verdauungsfeuer. Das Herz wird weit und liebes- und hingabefähig.

Bhastrika, Kumbhakas und Bandhas

Was die Kombination mit den Bandhas angeht, so gibt es die verschiedensten Ausführungsvarianten. Im Grunde genommen kann *bhastrika* im abschließenden *kumbhaka* mit allen Verschlüssen kombiniert werden.

Nach hyperventilierenden Atemtechniken wie *bhastrika* oder auch *kapalabhati,* in denen verstärkt Kohlendioxid ausgestoßen wird, muss ein *kumbhaka* gesetzt werden, um den Kohlendioxidgehalt im Blut wieder auszugleichen.

Der Wurzelverschluss darf über alle vier Atemphasen aktiv sein, kann aber auch erst in *kumbhaka* gesetzt werden. Alternativ zum üblichen Kehl- kann auch der Nackenverschluss in der Atemfülle zur Anwendung kommen, vorausgesetzt die Halswirbelsäule ist gesund. Diese Variante ist also nur etwas für Yogins, die *jalandhara II* bereits seit Jahren völlig problemfrei in Asana praktizieren. Beim Kopf-in-den-Nacken-legen, setzen wir *drishti,* d. h., wir richten die Konzentration auf den Punkt zwischen den Augenbrauen zum *ajna chakra,* was die Übung intensiviert.

drishti
Blick, Sichtweise; im Hatha-Yoga: Fokussierung des Blicks

Weil *bhastrika* das innere Feuer zum Lodern bringt, also feurige, kraftvolle Energie generiert, hilft besonders der Nackenverschluss mit seinem Druck auf den Nervus vagus,[18] diese Energie zu bewahren.

Die weiteren Kombinationsmöglichkeiten sind komplex und haben eine starke energetische Wirkung. *Udara* und *purna uddiyana bandha* habe ich zum ersten Mal 2009 unter Anleitung von Reinhard Gammenthaler praktiziert. Mit den weiter unten aufgeführten Varianten II und III sollte nicht herumexperimentiert werden. Ich empfehle, diese nur unter der Aufsicht eines erfahrenen Yogalehrers auszuführen.

Anleitung I
Bhastrika mit Wurzel- und Kehlverschluss

Vorsicht bei Variante II und III! Setzen Sie den Nackenverschluss ausschließlich mit gesunder Halswirbelsäule!

Varianten II und III sind nur etwas für Yogins, die *jalandhara II* bereits seit Jahren völlig problemfrei in Asana praktizieren. Jeder, ob geübt oder ungeübt, kann beim Lösen des Verschlusses von einer kurzen Ohnmacht überrascht werden. Der kurze Moment, in dem einen dieses Gefühl der Ohnmacht überkommt, muss genau abgepasst und unter Kontrolle gebracht werden.

Nehmen Sie eine feste Sitzhaltung ein. Begonnen wird mit einer tiefen Ausatmung. Atmen Sie dann acht- bis zehnmal kraftvoll, aktiv und tief wie oben beschrieben ein und aus *(bhastrika)*. Setzen Sie nach dem letzten Ausatmungsstoß *mula bandha,* und halten Sie diesen. Atmen Sie nun tief ein, um in *kumbhaka* mit deutlichem *jalandhara I* und Konzentration auf den Herzraum zu verweilen. Atmen Sie sanft aus, *mula bandha* noch haltend, während sich Kraft und Harmonie des Herzens entfalten. Entspannen Sie schließlich die Beckenboden- und Schließmuskeln, und atmen Sie mehrmals tief durch. Wiederholen Sie diese Übung mehrmals.

Wenn nun Ihr ganzer Körper »angeheizt« ist, können Sie genau spüren, wie diese Hitze von innen nach außen drängt, wie sich ein feuchter Film auf die Haut legt und verdunstet, was zu sofortiger Abkühlung führt. Das Klima Ihres Körpers wird auf geniale Weise ausbalanciert.

Anleitung II
Bhastrika mit Wurzel- und Nackenverschluss

Begeben Sie sich in *vajrasana,* den Fersensitz. Führen Sie acht bis zehn Runden *bhastrika* durch, atmen Sie nach dem letzten Ausatmungsstoß tief ein, und halten Sie den Atem in der Atemfülle an. Setzen Sie *mula bandha* und *jalandhara II* mit *drishti,* und verweilen Sie so lange wie möglich in *kumbhaka,* ohne dass Sie es forcieren müssen. Achten Sie darauf, dass der Rest der Wirbelsäule aufgerichtet bleibt. Richten Sie nun den Kopf vorsichtig wieder auf, und atmen Sie, *mula bandha* haltend, aus, während sich Energie entfaltet. Schließlich können Sie die Beckenboden- und Schließmuskeln wieder entspannen und mehrmals tief durchatmen.

Achtung!
Praktizieren Sie diese Übung nur unter Aufsicht eines erfahrenen Yogalehrers!

Anleitung III
Bhastrika mit großem Verschluss

Begeben Sie sich in *vajrasana,* den Fersensitz. Halten Sie sich als Vorsichtsmaßnahme an den Fersen fest. Führen Sie dann acht bis zehn Runden *bhastrika* durch. Atmen Sie nach dem letzten Ausatmungsstoß mit *mula bandha* und *udara bandha* tief ein. Wölben Sie dafür den Bauch wie einen Ballon nach außen, und halten Sie diesen in *kumbhaka* weit draußen. Legen Sie nun den Kopf in den Nacken, und richten Sie Ihre Konzentration auf den Punkt zwischen den Augenbrauen. Halten Sie den Atem so lange wie möglich an, aber forcieren Sie nichts. Richten Sie danach den Kopf vorsichtig wieder auf, und atmen Sie, *mula bandha* haltend, aus, während sich der Bauch wieder zurückzieht. Atmen Sie danach mehrmals tief durch.

Achtung!
Praktizieren Sie diese Übung nur unter Aufsicht eines erfahrenen Yogalehrers!

Ajagari – Der Python
nach Reinhard Gammenthaler – Brahmachari-Schule

Ajagari, wörtlich »einer Riesenschlange gleich«, bezieht sich auf die Fähigkeit eines Pythons, sich aufzublähen und zusammenzuziehen. Gemeint ist der vollständige Bauchverschluss *purna uddiyana bandha* mit den Kumbhakas.

Ajagari wird im Anschluss an *bhastrika* geübt und hat eine starke energetische Wirkung, weshalb sie auch *cheetah-kriya* genannt wird: Panther-Kriya. Dieser Name ist mehr als berechtigt, weil man hier jederzeit darauf gefasst sein muss, von einer machtvollen Energie »wie von einem Panther angesprungen zu werden« (Gammenthaler). Man steht völlig überrascht vor der Herausforderung, einer Ohnmacht Herr zu werden. Gammenthaler übertreibt nicht, wenn er sagt, dass hier »die *Shakti* um einen herum und durch einen hindurch tanzt«.

Diese sehr kurze Zeiteinheit, in der einen das Gefühl der Ohnmacht überkommt, muss genau abgepasst und unter Kontrolle gebracht werden. Während man notwendigerweise damit beschäftigt ist, dem Ohnmachtsgefühl entgegenzuwirken, fallen andere Kontrollinstanzen aus. In dem Moment wird der Zugang zum Unterbewusstsein freigelegt – zumindest wird »der Vorhang etwas aufgezogen«. Dies geschieht mittelbar und ohne jede Dramatik – vorausgesetzt, man hat es geschafft, sich nicht von der Ohnmacht überwältigen zu lassen.

Ich habe es so erlebt: Abends, nach einem anstrengenden Übungstag im Rahmen eines dreitägigen Seminars kam bei mir längst Vergangenes und Vergessenes an die Oberfläche. Ich konnte es in Ruhe anschauen und beweinen. Ich konnte es formulieren. Es wurde einiges klar.

Ein auf sanfte Weise befreiender Läuterungsprozess scheint hier in Gang zu kommen, dem man nur mit Dankbarkeit begegnen kann und der lang anhaltend als Glück spürbar ist.

Eine einzelne Übungstechnik aus einem dreitägigen Seminar isoliert zu betrachten, ist wahrscheinlich nicht im Sinn des Veranstalters. Das oben beschriebene Phänomen ist sicher auf das gesamte Übungspaket zurückzuführen, und jeder Seminarteilnehmer wird das bestimmt etwas anders erleben.

Natürlich holt einen der Alltag nach einiger Zeit wieder ein, wenn man diese wirkungsvollen Übungen nicht konsequent in die eigene Praxis aufnimmt. Hier ist für einen *grihastha* aber auch ein maßvoller Einsatz angesagt. Erstens braucht man eine Weile, um das alles zu verarbeiten, zweitens sollte die Übungspraxis mit Familien- und Berufsleben kompatibel sein.

grihastha
Mensch im Berufs- und Familienleben

Wenn man aber ein echter *sadhaka* oder eine echte *sadhika* ist und sich dafür entscheidet, sein weltliches Leben für den Yoga zu opfern, dann wird man seinen Guru finden – in Indien, Deutschland, der Schweiz oder andernorts.

sadhaka/sadhiki
ein(e) nach spiritueller Selbstverwirklichung strebende(r) Yogin(i)

Anleitung

Begeben Sie sich in *tadasana.* Machen Sie eine ausgiebige *bhastrika,* strecken Sie anschließend mit einer tiefen Einatmung den Bauch weit heraus, und halten Sie diesen in der Atemfülle draußen *(udara bandha).* Halten Sie hier den Atem so lange wie möglich an. Dann atmen Sie tief aus, ziehen den Bauch wieder ein und setzen in der Atemleere *uddiyana bandha.* Halten Sie auch hier den Atem so lange wie möglich an. Lassen Sie danach das Zwerchfell los, atmen Sie behutsam ein und abschließend mehrmals tief durch.

Achtung!
Praktizieren Sie diese Übung nur unter Aufsicht eines erfahrenen Yogalehrers!

Kevala Kumbhaka – Das Geschenk

kevala
ganz, vollständig, absolut rein

Kevala kumbhaka nennt man das spontan eintretende natürliche Stillwerden des Atems während der Meditation. Aufgrund der Pranayama-Praxis und der daraus erwachsenen geistigen Verfassung verlangsamt und verfeinert sich der Atem während der Meditation ohne jede Anstrengung von selbst bis zum kompletten Atemstillstand *(pranavrittinirodha).* Der Atem wird so fein, dass er sich verliert. Man hört tatsächlich für eine Weile auf zu atmen.[18] *Kevala* gilt als der höchste und reinste Pranayama. Der Geist ist hier absolut still *(chittavrittinirodah).*

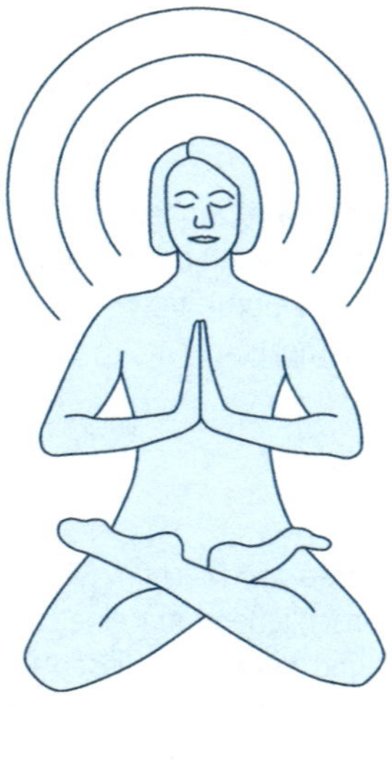

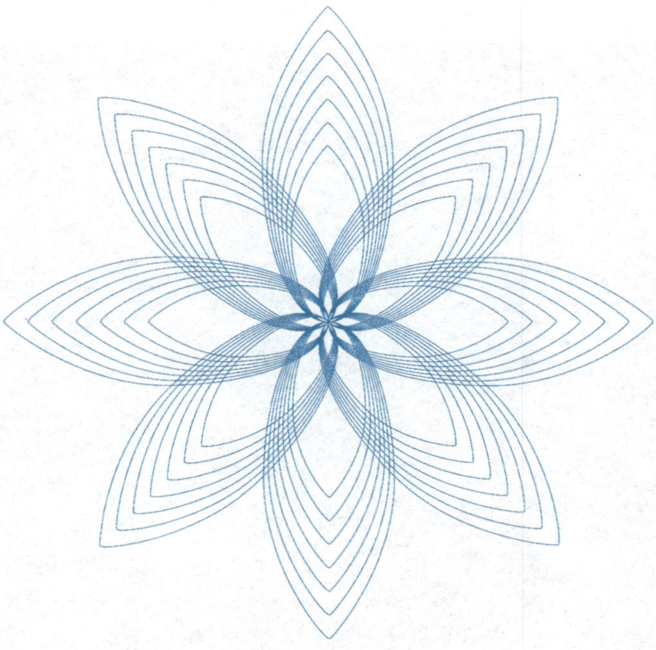

Kapitel VI

Bedeutung und Ziele des Hatha-Yoga

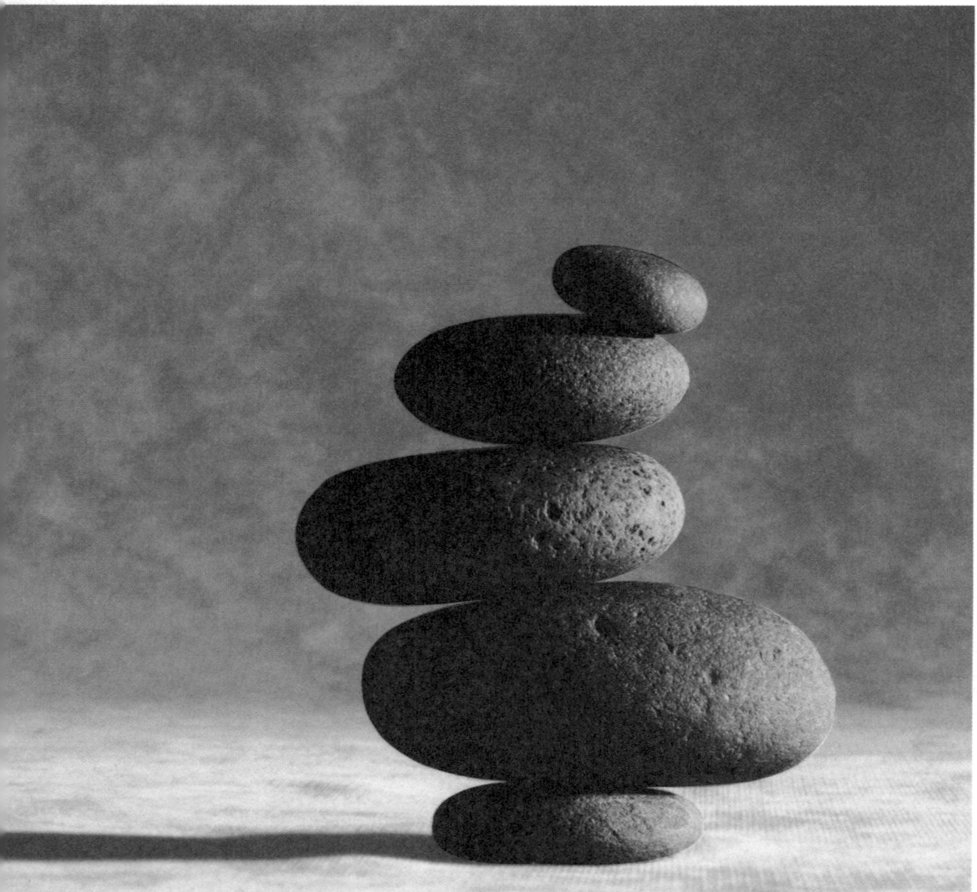

Wortbedeutung Yoga

Das Wort *yoga* leitet sich aus dem Sanskritverb *yui* ab, was soviel wie »anschirren, anjochen« bedeutet und sich auf Zugtiere bezieht: Wie zwei Ochsen unter einem Joch vereint in eine Richtung gelenkt werden, bündelt Yoga unsere von Natur aus zu Zerstreuung neigenden Antriebskräfte (Triebe, Sinne, Energien, gedankliche Aktivität usw.).

Die Worte »Joch« (lat. jugum) und *yoga* sind sprachverwandt. Das Sinnbild des Jochs für Yoga führt von der Bedeutung der »Anschirrung« zu »Verbindung, Vereinigung«.

Im Laufe von Jahrtausenden wurde »Yoga« zum Oberbegriff für zahlreiche Übungswege mit einem gemeinsamen Ziel: der mystischen Vereinigung des Menschen mit dem Göttlichen bzw. dem Absoluten. Es geht um das Erlangen eines höheren Bewusstseinszustands.

Die klassischen Yogawege sind *bhakti* – der Yoga der Hingabe und Liebe, *jnana* – der Yoga der Erkenntnis, *karma* – der Yoga der Tat und des selbstlosen Handelns und *ashtanga* – der achtgliedrige Yogapfad des Patanjali.

Eine Yogatheorie im eigentlichen Sinn gibt es nicht. Yoga ist Praxis. Aus Praktiken, die dem Zweck der Vereinigung mit dem Höchsten dienen, konnte ein philosophisches System heranreifen, das seinerseits zur theoretischen Grundlage für den Übungsweg wurde.[1]

Einer dieser Grundlagentexte, auf den sich Yogalehrer beziehen – egal welcher Tradition oder Schule sie angehören – ist das ca. 2000 Jahre alte »Yogasutra«, das einem Autor bzw. Kompilator namens Patanjali zugeschrieben wird.

Patanjali und die Philosophie des Samkhya

samkhya
»Aufzählung«;
einer der *shad-darshana,*
der sechs philosophischen
Systeme Indiens; aufgezählt
werden 25 Grundprinzipien

Patanjali bediente sich der Terminologie des *samkhya,* einer dualistischen Weltanschauung, die zwei scharf voneinander getrennte Prinzipien vertritt: *prakriti* – das Prinzip der Materie, und *purusha* – das Geistprinzip.

Prakriti gilt als die schöpferische Urnatur des Stofflichen, wobei unter »stofflich« auch psychische Phänomene verstanden werden. Im unentfalteten Zustand *avyakta* ist sie von subtiler Feinheit und birgt das Werdende als Potenzial in sich. Ihr manifestierter Zustand *vyakta* ist unbeständig, aktiv, der Veränderung und letztlich dem Zerfall unterworfen. Alles, was *prakriti* aus sich heraus hervorbringt, nimmt sie wieder in sich zurück.

Im Gegensatz dazu ist *purusha* (wörtlich: »Mensch«) reines, qualitätsloses Bewusstsein: ewig und frei (ungebunden), zeitlos, passiv ruhend, untätig zuschauend *(drashtri:* »Seher, Zeuge«), unberührbar und nicht verletzbar, unzerstörbar.

Wie *atman* (Synonym) wohnt *purusha* im Herzen eines jeden Menschen und wird daher auch als »spirituelles Selbst« bezeichnet.[2]

Dem *samkhya* gemäß ist die Erscheinungswelt also eine Realität und nicht – wie im *vedanta* behauptet – *maya* (»Illusion, Täuschung«). Nur dass diese Realität dem Gesetz des ewigen Wandels unterliegt, während das reine Bewusstsein davon unberührt bleibt.

Patanjalis Yogadefinition

Patanjali eröffnet seine Sutras mit der Yogadefinition *yogachittavrittinirodha* (I.2), was sich übersetzen lässt mit »Yoga ist das Zur-Ruhe-Kommen sinnlich-mentaler Aktivität«.

Chitta ist unser ständig aktiver Wahrnehmungs- und Denkorganismus. Er umfasst Sinne, Intellekt und Psyche. Das Wort wird oft mit »Geist«, aber auch mit »Bewusstsein«[3] oder »Denksubstanz«[4] übersetzt. *Chitta* speichert die unzähligen Eindrücke, die unser Denken, Fühlen und Handeln im Unterbewusstsein hinterlässt, die *samskara.* Daher findet man für *chitta* auch die Bezeichnung »Unterbewusstsein«[5].

Vritti beschreibt die »Aktivität« oder die »Bewegung«, in die *chitta* involviert ist. Patanjali erläutert fünf Arten solcher Aktivitäten, von denen einige leidvoll *(klishta)*, andere leidlos *(aklishta)* sind (PYS I.5): *pramana* (richtige Wahrnehmung, Erkennen), *viparyaya* (falsche Wahrnehmung, Verblendung), *vikalpa* (Vorstellung, Imagination), *nidra* (Tiefschlaf), *smriti* (Erinnerung) (PYS I.6).[6]

Pramana, richtige Wahrnehmung, entsteht entweder durch das unmittelbare Erkennen *(pratyaksha)* oder durch das Erkennen über den Intellekt *(anumana).* Wir können uns aber auch auf »Erkenntnisse aus zuverlässigen Quellen« beziehen (I.7).[7] *Viparyaya,* falsche Wahrnehmung, beruht auf Missverständnissen, Irrtümern, Denkfehlern, Voreingenommenheit oder Verblendung (I.8). *Vikalpa* bezieht sich auf unsere Vorstellungskraft: Fantasien, Ideen, Imaginationen, Einbildungen. *Nidra* ist der Tiefschlaf, eine besondere Aktivität des *chitta,* bei der man glaubt, nicht zu sein. Spätestens beim Aufwachen klärt sich der Irrtum. *Smriti,* unser Gedächtnis, also die Fähigkeit des Gehirns, sich an längst Vergangenes zu erinnern, bringt die Unfähigkeit mit sich, eine frühere Erfahrung loszulassen. Etwas, das lange auf *chitta* einwirkt, hinterlässt einen Ein-Druck oder eine Grundtönung, die alles neu Wahrgenommene einfärbt.

chitta
Wahrnehmungs- und Denkorganismus; »Geist«;
vritti
Aktivität; Bewegung, »Welle«;
chittavritti
Geistes- oder Gemütsbewegung

Einige Chittavrittis implizieren somit Täuschungen über die Wirklichkeit. Geht *chitta* von derart falsch wahrgenommenen Voraussetzungen aus, heißt unser Problem *avidya*, »Nichtwissen«. (I.1–8)

Swami Vivekananda vergleicht *chitta* mit einem See und die *vritti* mit den Wellen an der Oberfläche. Das »bewegte« Wasser ist getrübt oder »schlammig«.[8] Erst wenn sich die Wellen glätten und der See klar und durchsichtig ist, kann der Grund erkannt werden.

Erst also, wenn unsere gedankliche Aktivität zur Ruhe gekommen ist, scheint unser »wahres Selbst« hindurch. Dieses zu erkennen, ist von entscheidender Bedeutung, denn Leid resultiert allein aus der Identifikation mit den Erscheinungsformen der *prakriti,* beruht also auf einer Verwechslung.

Yoga reduziert *avidya,* indem er die Sinne schärft und verfeinert. Erst ein geläutertes *chitta* wird zum Medium für *purusha* mit klarer, unmittelbarer und absichtsfreier Sicht auf die wahrhaftige Welt, wie sie ist. Yoga ist der Übungsweg, der von falschen Identifizierungen befreit, der desillusioniert, um zur unterscheidenden Erkenntnis *(viveka)* von *pakriti* und *purusha* zu führen. Seine Methoden heißen *abhyasa* – entschlossenes Üben, und *vairagya* – Loslassen, Nichtanhaften. (I.12)

pakriti
Urnatur des Stofflichen; Prinzip der Materie

purusha
reines Bewusstsein, »Geistprinzip«

Dadurch, dass im Yoga Methode und Ziel eins sind, kann sich der Yoga seinen Weg nur in die richtige Richtung bahnen. Hier macht tatsächlich der Satz Sinn: Der Weg ist das Ziel – mit einer einzigen Bedingung: *abhyasa* – Üben.

Der Hatha-Yoga

»Die Tantras brachten das religiöse Erleben aus den abstrakten Regionen des spekulierenden Intellekts wieder zur Erde herab und kleideten es in Fleisch und Blut; aber nicht, um es zu verweltlichen, sondern um es zu verwirklichen, es zur wirkenden Kraft zu machen.«[9]

Lama Govinda, Anagarika

Dem weiter oben genannten Ziel der Verbindung des Menschen mit dem Absoluten dient im Hatha-Yoga der Körper. Hatha-Yoga ist ein *kayasadhana,* ein »Übungsweg des Körpers«, der etwa 500 n. Chr. in der revolutionären Epoche des Tantra zur Entfaltung gekommen ist.

kaya
Körper, Leib;
sadhana
spirituelle Praxis, Übung, Methode

Die Tantraphilosophie bringt Stoff- und Geistprinzip in der Lehre der Polarität wieder zusammen und bildet hiermit eine Synthese von *vedanta* und *samkhya.*

vedanta
»Ende des Veda (des Wissens)«, also endgültige Auslegung des Veda; systematische Zusammenfassung der Gedankenwelt der Upanishaden; monistische Weltanschauung

Hier werden sowohl *Shiva,* der für das reine, ruhende Bewusstsein steht, als auch *Shakti,* das aktive, schöpferische Prinzip, welches alles Stoffliche hervorbringt, als Aspekte des Göttlichen verstanden.

Shiva entspricht dem Geistprinzip, das der *samkhya* mit *purusha* und der *vedanta* mit *brahman/atman* postuliert hat. *Shakti* aber steht *prakriti,* dem Samkhya-Prinzip der Materie bzw. der Maya-Hypothese des *vedanta,* aufgewertet, weil göttlich gegenüber. Der menschliche Leib wird zum »Tempel«[10] göttlicher Energien und zum Vehikel auf dem Weg zur Freiheit.

Wortbedeutung Hatha-Yoga

Dem Ausdruck *hatha* werden einige Bedeutungen zugeschrieben: »gegen den Willen«[11], »mit Macht, unweigerlich«[12], »Kraft, Ausdauer, Energie«[13], »Hartnäckigkeit, Unterdrückung«[14], »gewaltsame Anstrengung«[15], »Gewalt, Kraft, Anstrengung«[16], »Zwang, Notwendigkeit«, »auf seinen Kopfe bestehen«[17]. Der Hatha-Yoga wird auch als »Yoga der Körperbeherrschung«[18], »der straffen Disziplin«[19] usw. verstanden.

Oft wird darauf verwiesen, dass mit den Silben *ha* die Sonne und *tha* der Mond gemeint seien, weil *ha* für *prana,* den »Sonnenatem«, *tha* für *apana,* den »Mondatem«, stünden und Yoga für deren »Vereinigung«. Diese Zuordnungen gehen auf einen Kommentar von Jyotsna zur »Hathapradipika« zurück[20] und zeigen, dass hier polare Kräfte in einem Wort symbolisch zusammengebracht sind.

Jyotsnas Interpretation entspricht dem tantrischen Grundkonzept des Hatha-Yoga, unter Einsatz des Körpers polare Energien nicht nur in Balance zu bringen, sondern durch deren Zusammenführung letztlich alle Gegensätze zu transzendieren.

Dieser Prozess der Einswerdung wird im Körper lokalisiert als:

ॐ *Ida nadi* und *pingala nadi* (»Mond- und Sonnennadi«), die jeweils links und rechts der Wirbelsäule entspringen, jeweils zum linken und rechten Nasenausgang führen und in *sushumna nadi,* dem Hauptkanal im Zentrum der Wirbelsäule, überwindbar sind

ॐ *Apana vayu* und *prana vayu* (»Mond- und Sonnenatem«), absteigende Kraft im unteren Bauchraum und aufsteigende Kraft im Brustraum, welche durch *samana vayu*, der zusammenführenden Kraft in der Nabelgegend, zu *pranapana* gebündelt werden

ॐ Integration von *paschima,* dem »Westen«, in *purva,* den »Osten«

pascimottanasana
Asana, das die Körperrückseite intensiv dehnt

purvottanasana
Asana, das die Körpervorderseite dehnt

Im Hatha-Yoga wird die Körperrückseite als »westliche Seite« bezeichnet. Sie gilt als Sitz des Unbewussten, während die Vorderseite, »östliche Seite« genannt, den Sitz des Bewusstseins verkörpert. Im Osten »geht uns ein Licht (Sonne) auf«, im Westen versinkt es. Vor uns liegt die Zukunft, hinter uns – quasi im Rücken – die Vergangenheit, die zu einem erheblichen Teil im Unterbewusstsein abgespeichert wird. Ziel ist es, im Hier und Jetzt anzukommen, d. h. in der *sushumna,* der »Verzehrerin der Zeit«.[21]

Der Begriff *paschimapattin* – ein Synonym für die *sushumna,* die Hauptnadi im Rückgrat – lässt sich mit »westliches Ereignis« oder »Aktivierung der unbewussten Körperseite« übersetzen.

paschima = Westen;
apatti = Ereignis;

paschimapattin
»das westliche Ereignis«

ॐ *Kundalini/Shakti*, Sinnbild des weiblichen Aspekts göttlicher Energie, die im Wurzelchakra am unteren Ende der Wirbelsäule zusammengerollt schlummert und durch Erweckung die *sushumna* mit den sechs Chakras passiert, um sich im Kronenpunkt (im siebenten Chakra) mit *Shiva*, Sinnbild des männlichen Aspekts göttlicher Energie, mystisch zu vereinen

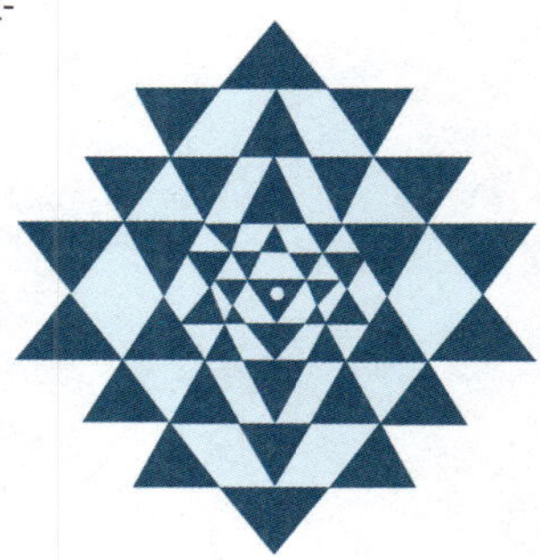

Zusammenfassung

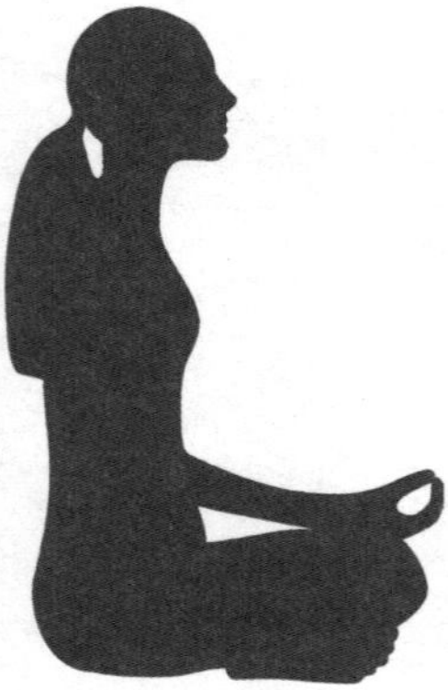

Wir modernen Yogins opfern der Übung viele Stunden unseres Lebens, um Gedanken, Gefühle und Stimmungen besser in den Griff zu bekommen. Wir möchten an unserer Gesundheit und emotionalen Ausgeglichenheit arbeiten. Wir wollen zur Ruhe kommen, um klarer zu sein. Wir sind daran interessiert, unsere Wahrnehmung zu schulen, um angemessener handeln zu können und uns nicht in »hausgemachten« Problemen zu verstricken.

In der von Hatha-Yogins zur Wissenschaft erhobenen Pranayama-Praxis geht es über all das hinaus. Es geht um das »Aufpeitschen« der *kundalini.* Das Erwachen der Schlangenkraft meint das kontrollierte Eindringen einer großen, unbewussten Kraft ins Reich des Bewusstseins. Ihr Aufstieg steht für Integration und Transformation, was potenziell und in letzter Konsequenz zu kosmischem Bewusstsein führt. Dieses Potenzial der *kundalini* wurde von den Yogis erkannt, weshalb sie auch als kosmische Energie im Menschen, als Göttin, als *Shakti* verehrt wird.

Das große Ziel aller yogischen Bemühungen ist das Gipfelerlebnis *samadhi,* die Erleuchtung. Im Endstadium bringt dieser höchste Bewusstseinszustand absolute Glückseligkeit und gewährleistet den Ausstieg aus *samsara,* dem Kreislauf der Wiedergeburten. *Samadhi* kommt einer Befreiung gleich *(moksha),* »die nicht mehr an Wege und Mittel bindet, welche zu ihr geführt haben«.[22]

Schlussbetrachtung

Ich bin keine »Vollzeityogini«, und ich tue auch nicht so, als wäre ich eine. Ich lebe nicht enthaltsam, noch nicht. Ich bin zwar imstande, bestimmte strenge Ernährungsregeln konsequent einzuhalten, aber nicht dauerhaft. Obwohl ich mich immer dann am klarsten und wohlsten fühle, wenn ich sie einhalte. Echte Yogins werden gegen Kälte wie Hitze unempfindlich, ich dagegen friere schnell und bin zugempfindlich.

Als *grihastha* stehe ich mitten im Familien- und Berufsleben. Als westliche Yogalehrerin bin ich dem weltlichen Leben mehr oder weniger zugewandt. In meinem Herzen aber spüre ich eine große Sehnsucht nach so etwas wie Reinheit, Vollständigkeit und Glück. Es gab und gibt viele erfüllende Momente in meinem Leben, für die ich sehr dankbar bin.

Wie ein Ruf aus dem Inneren stellt sich von Zeit zu Zeit und immer öfter das Bedürfnis nach Verzicht und Rückzug ein. Aber das bringt vielleicht auch das Älterwerden mit sich und ist gar nicht unbedingt etwas Yogisches.

Es heißt hier also wieder, die rechte Dosierung einer Übungspraxis zu finden, die nicht nur ausgleicht, beruhigt oder anregt, wie es deren Funktionen *samana, langhana* und *brmhana* versprechen, sondern die auch eine Erfüllung dieser grundmenschlichen Sehnsucht nach *ananda* in Aussicht stellt.

Ich denke, es geht immer und in allem um die richtige Dosierung. Was bedeutet das von Klaus König in seinem Vorwort angemahnte »angemessene Maß in Auswahl und Intensität der Übungspraxis«?

Für mich als Lehrende heißt das zunächst einmal, fortgeschrittene Pranayamas ausschließlich in Intensivworkshops für Yogaerfahrene über zwei Tage am Wochenende oder über vier Tage in Yoga-Retreats und auch nur mit ausgiebiger Vorbereitung anzubieten.

Die Vorbereitung besteht aus einer intensiven Asana-Praxis und einer Auswahl der im Buch beschriebenen vorbereitenden Atemübungen. Erst wenn die Teilnehmer den aufrechten Sitz meistern und ihnen die Technik der Bandhas klar ist, kommen zwei bis drei klassische Pranayamas zur Anwendung, wobei jeder Übende das Anhalten des Atems individuell gestaltet. Hier sollte nichts forciert werden.

sanga
Treffen, Begegnung, Zusammenkommen vieler Yogins in einer Yogagemeinschaft

Die Teilnehmer erleben diese Workshops als erfrischend und belebend. Sie erfahren geistige Klarheit, Geborgenheit im *sanga* und einen lang anhaltenden Energiezuwachs, den sie in ihren Arbeits- und Familienalltag mitnehmen. Sie finden Inspiration und Unterstützung für die Bewältigung ihrer persönlichen Aufgaben.

Was meinen persönlichen Yogini-Alltag angeht, so hatte ich seit der Geburt meiner Tochter als jahrelang alleinverantwortliche und -erziehende Mutter immer etwas Stress, den Spagat zwischen Beruf und Familie zu leisten. Meine wirtschaftliche Unabhängigkeit war mir schon immer sehr wichtig. Anfangs bin ich zwischen den Stillzeiten, später, unter Aufwendung einiger Organisationskunst, zwei- bis dreimal pro Woche in Yogakurse gerannt. Zu Hause war Yoga für mich nicht möglich. In unserer späteren Patchwork-Familiensituation war der Alltag auch nicht gerade ein Zuckerschlecken. Diese Herausforderung war kein Vergleich zu meiner 20-jährigen Yogapraxis, die ich vor meinen Mutterpflichten mit Leichtigkeit beinahe täglich gemeistert hatte.

Während meiner vierjährigen Yogalehrausbildung beim BDY (1994–98), die mich in vieler Hinsicht sehr gut auf diese berufliche Tätigkeit vorbereitet hat, erlernte ich leider keinen einzigen klassischen Pranayama. Pranayama war damals noch von Geheimnissen umwoben, und es wurde – vielleicht zu Recht – zur Vorsicht aufgerufen.

Mein erstes ausbildungsexternes Pranayama-Seminar bei Helga Simon-Wagenbach (1997) war ein wahres Aha-Erlebnis. Ich hatte sämtliche neuen Informationen fleißig mitgeschrieben, diese zu meinem eigenen Verständnis systematisiert und dementsprechend weitergeübt.

Intensive Pranayama-Sitzungen erlebte ich auch bei den Yoga Vidyas, einer Gruppierung innerhalb der deutschen Yogaszene, die in der Sivananda-Tradition steht, im Westerwald und in Bad Meinberg.

Was aber alles zuvor Erfahrene in den Schatten gestellt hat, war die Teilnahme an den Gammenthaler-Seminaren 2009, 2010 und 2011. Der Schweizer Hatha-Yogin Reinhard Gammenthaler ist ein Schüler von Dhirendra Brahmachari. Sein nicht gerade zimperlich eingeführter Kundalini-Yoga (Bestandteil des Hatha-Yoga) zeigt sofortige Wirkung. Unter seiner Anleitung Asanas in Kombination mit Blasebalgatmung und intensiver Atemverhaltung unter Einsatz diverser Bandhas zu praktizieren, vermittelt wohl jedem Übenden eine Ahnung davon, was es mit der *Shakti* auf sich hat. Das Unterbewusstsein wird aus seinem Tiefschlaf geholt, schlängelt sich an die Oberfläche, um sich sanft und glücksbringend ins Bewusstsein zu integrieren. Mein Dank gilt Reinhard Gammenthaler.

Erleuchtung? Gott bewahre! In meiner mir persönlich möglichen Übungspraxis kann es nur um die Erfahrung energetischer Phänomene gehen, um kleine Glückserlebnisse, die dadurch entstehen, dass im großen Dickicht des Unbewussten aufgeräumt wird und hier und da die Sonne zum Durchscheinen kommt. Wo mit Aufräumen und Putzen begonnen wird, kommt in verborgenen Winkeln noch mehr Staub zum Vorschein, also heißt es weitermachen.

Heute ist meine Tochter 21 Jahre alt. Ich bin zwar noch die Ernährerin und finanziere ihre Ausbildung, finde aber wieder beinahe täglich Zeit für meine eigene Yogapraxis.

Jeder, der Yoga macht, ob viel oder wenig, kann sich freuen, Zugang zu einem der kraftvollsten, wirksamsten und ältesten spirituellen Wege der Menschheit gefunden zu haben. In diesem Sinn empfehle ich, dran zu bleiben und Yoga in einem realistisch abgewogenen möglichen Rahmen zu praktizieren, ohne Kind und Kegel oder andere Pflichten zu vernachlässigen. OM SHANTI

Vorwort

1 Mylius, Dr. Dr. habil Klaus: Wörterbuch Sanskrit-Deutsch, VEB Verlag Enzyklopädie, Leipzig, 1975

2 Weiß, Hartmut: Quellen des Yoga – Übersetzung und Kommentierung klassischer Sanskrit-Texte zur Körper- und Geistesschulung, Selbstverlag 1995, S. 119

3 Sjoman, N. E.: The Yoga Tradition of the Mysore Palace, abhinav publications, New Delhi, second edition 1999 (first edition 1996)

Kapitel I

1 Desikachar, T. K. V.: Yoga – Tradition und Erfahrung. Die Praxis des Yoga nach dem Yoga Sutra des Patanjali, Via Nova 1997, S. 140

2 »Solange der Atem im Körper bleibt, nennt man es ›Leben‹, ›Tod‹ aber, wenn er denselben verlässt. Daher soll man den Atem zurückhalten.« Walter, Hermann: Hatha Yoga Pradipika – Die Leuchte des Hatha-Yoga, Übersetzung von 1891/93, Phänomen 2009, S. 48

3 Hathapradipika des Svatmarama; Gheranda-Samhita; Shiva-Samhita, Yoga Korunta

4 Yogasutra des Patanjali (195 Aphorismen); die acht Glieder: 1. yama, 2. niyama → ethische Richtlinien für Verhalten und Orientierung in der Gesellschaft; 3. asana; 4. pranayama; 5. pratyahara → Zurückziehen der Sinne von den Objekten der Welt; 6. dharana, 7. dhyana, 8. samadhi → drei nacheinander entstehende Meditationsphasen in einem Prozess mit samadhi (Erleuchtung) als Zielzustand

5 Mookerjee, Ajit/Khanna, Madhu: Die Welt des Tantra in Bild und Deutung, Barth 1978, S. 181

6 Für eine schnelle Darmentleerung sorgt folgender Ayurveda-Drink: Saft einer halben Zitrone, 1 TL Honig, 8 zerriebene Körner getrockneten grünen Pfeffer mit abgekochtem Wasser aufgießen und morgens auf nüchternen Magen ca. 40 Minuten vor der Yogasession trinken. Einfacher und ebenso wirksam: abends eine Thermoskanne mit abgekochtem Wasser füllen und ans Bett stellen. Morgens gleich nach dem Aufwachen davon 2 bis 3 Tassen trinken und sich wie bei einer Rollkur von Seite zu Seite rollen.

7 Eine maßvolle Ernährung bedeutet aus der Sicht des Yoga: »Fülle die Hälfte des Magens mit angenehmer, bekömmlicher und gesunder (sattvischer) Nahrung, fülle ein Viertel des Magens mit reinem Wasser, und lass das verbleibende Viertel frei für die Ausdehnung von Gas.« Swami Sivananda: Die Wissenschaft des Pranayama – Atemübungen für mehr Lebensenergie, bessere Konzentration, Erweiterung des Bewusstseins; Hrsg. Yoga Vidya Bad Meinberg, (ohne Jahresangabe), S. 92

8 HYP II.13, übersetzt v. Weiß, H.: »Reibe den Körper mit dem Schweiß, den die Atmung verursacht hat. Diese Massage bewirkt Festigkeit und Leichtigkeit.«; HYP II.12, kommentiert v. Vishnu-Devananda: »Wenn der Schweiß ausbricht, dann wischt ihn nicht mit eurer Kleidung ab. Stattdessen verreibt den Schweiß mit eurer Hand auf dem Körper. Dieser Schweiß ist magnetisch geladen wegen des Pranas.« aus: Hatha Yoga Pradipika – Die klassische

Anleitung für die fortgeschrittene Hatha Yoga Praxis. Von Swatmarama, Kommentare von Brahmananda und Swami Vishnudevananda, Hrsg. International Sivananda Yoga Vedanta Centers, 1987, S. 47

9 Eine heikle Textstelle in der HYP (III.99–102), die in einer deutschen Übersetzung von 1891 mit Latein getarnt ist, wird z. B. von Gammenthaler dahingehend interpretiert, dass Frauen ihr Menstruationsblut während (?) des tantrischen Koitus zurückhalten sollen. Man kann die dort gemachte Aussage, dass »eine Yogini die Menstrua zu erhalten vermag« aber auch so verstehen, dass sie lange jung bleibt, weil sie nicht ins Klimakterium kommt (vgl. HYP, übersetzt von Walter, H.; die lateinischen Textstellen übersetzt von Zipplies, N.). Hartmut Weiß wiederum interpretiert diese Textstelle symbolisch: »Die Göttin Kundalini bewegt sich in der Sushumna nach oben, der Yogi zieht sie – wie vorher den Apana – konzentriert empor. Da diese als weiblich symbolisierte Kraft feurig durch den Körper strömt, wird sie dem blutvoll heißen Erguss der Frau gleichgesetzt (Vers 91)«, vgl. Quellen des Yoga – Übersetzung und Kommentierung klassischer Sanskrit-Texte zur Körper- und Geistesschulung, Selbstverlag 1995, S. 162
Dazu Reinhard Gammenthaler in einer E-Mail vom 26.11.2011 an mich: »... hingegen bei der Menstruation teilst du die unyogische Meinung vieler kontemporärer Pseudogurus ..., die leider nicht Eingeweihte des echten alten Tantra waren. Aber ich will darüber nicht streiten, nur darauf verweisen, dass Walter der einzige mir bekannte Indologe ist, der die Hathayoga Pradipika der Spur nach verstanden hat ... Du darfst gerne weiterhin Menstruationsblut vergießen, so wie das normale Frauen eben tun, und kannst mit in den Chor der Juden, Muslims und orthodoxen Christen einstimmen, die sagen, dass menstruierende Frauen unrein sind. Eine Yogini wirst du so aber wohl nie, und der ganze Aufwand mit Üben und sich anstrengen ist eigentlich ziemlich umsonst, wie das ebenfalls in der Hathapradipika steht.«

10 entnommen den »Medizinischen Grundlagen« – BDY-Studienbegleitung in der Yogalehrausbildung

11 Schirner, Markus: Atem-Techniken – Zahlreiche Atem-Übungen zur Selbstheilung, Verjüngung und Harmonisierung, Schirner 2011, S. 13

12 van Lysebeth, André: Die große Kraft des Atems – Richtig atmen lernen durch Yoga, Barth 1971, S. 98 f.

13 Mein erster Yogalehrer Dr. Brahmananda Choudhuri, bei dem ich 26 Jahre lang Unterricht hatte, eröffnete seine Stunden immer mit einer Atembetrachtung: »Nehmen Sie die feste Sitzhaltung ein, und beobachten Sie die natürliche Atmung, wie sie fließt.« Auch ich beginne meinen Unterricht mit dieser Übung. Es ist nicht nur ein wirkungsvolles Ritual zur Sammlung des Geistes und zur Abkehr vom Alltag. Es ist auch eine Hommage an meinen alten Yogalehrer, der mich im Alter von 13 Jahren auf den Weg gebracht hat.

14 inspiriert durch die IYL Beate Scholz

15 Horst Willenbacher, BDY-Ausbildungsleiter/Hahouthoff'sche Schule

16 vgl. PYS, II.50

17 sagt Nil Hahoutoff-Anhänger Horst Willenbacher, Ausbildungsleiter meiner BDY-Yogalehrausbildung

18 Bei der »echten« kechari mudra (»Zungensiegel«) wird die durch »Melken« und operative Eingriffe verlängerte Zunge in den Rachenraum eingeführt, um zu verhindern, dass der sich dort absondernde »Mondnektar« chandramrita, der als Lebenselixier gilt, vom Verdauungsfeuer verschlungen wird.

19 zitiert nach Trökes, Anna: BDY-Studienbegleitheft Pranayama von Anna Trökes, 1994, S. 24

20 gelernt bei Dr. Brahmananda Choudhuri, Yogacharya in Berlin

21 Besonders Frauen überspringen gern die Bauchatmung und atmen gleich hoch zu den Schlüsselbeinen, was Unruhe, Aufregung und Darmverstopfung verursacht.

22 In der Systematik des vorliegenden Pranayama-Kompendiums wird anuloma (»mit dem Strich des Fells«, also »in der natürlichen Ordnung«) als Ausatmungsverlängerung und viloma (»gegen den Strich des Fells«, also »gegen die natürliche Ordnung«) als Einatmungsverlängerung interpretiert.

23 In der bei André van Lysebeth beschriebenen Intervallatmung wird in jeder Atempause der Wurzelverschluss gesetzt. Siehe: van Lysebeth, A.: Die große Kraft des Atems, S. 134 ff.

24 gelernt bei Brahmananda Choudhuri

25 Partnerübung nach B. K. S. Iyengar, gelernt bei IYL Beate Scholz

26 Verfahren Sie also genau andersherum als in apanasana, wo man mit der Ausatmung die Oberschenkel gegen die Bauchdecke presst.

27 gelernt bei Anna Trökes / BDY-Ausbilderin

28 In der Systematik des vorliegenden Pranayama-Kompendiums wird anuloma (»mit dem Strich des Fells«, also »in der natürlichen Ordnung«) als Ausatmungsverlängerung und viloma (»gegen den Strich des Fells«, also »gegen die natürliche Ordnung«) als Einatmungsverlängerung interpretiert.

29 In der bei André van Lysebeth beschriebenen Intervallatmung wird in jeder Atempause der Wurzelverschluss gesetzt. Siehe: van Lysebeth, A.: Die große Kraft des Atems, S. 134 ff.

Kapitel II

1 Upanischaden sind altindische Textsammlungen (ab ca. 600 v. Chr.) über Mensch und Universum, auf die sich die Vedanta-Lehre beruft.

2 Die Vedanta-Lehre ist eines der sechs philosophischen Systeme (shad-darshana) Alt-Indiens.

3 vgl. Gammenthaler, R.: Kundalini-Yoga-Parampara, S. 119 ff.

4 vgl. Walter, Hermann zur HYP, S. 11: »Auch finden wir bei Susruta (altindischer Mediziner) die Vorstellung von Unreinigkeiten, die sich in den Luftgefäßen ansammeln, die Zirkulation der Luft hemmen, und auf deren Entfernung die Yogin so unendliche Mühe verwenden.«

5 In älteren Upanishaden wird der Ursprung der Nadis noch im Herzen lokalisiert.

6 Mookerjee, A./Khanna, M.: Die Welt des Tantra in Bild und Deutung

7 Geruchssinn: z. B. Gas, Rauch, giftige Dämpfe; Geschmackssinn: Verdorbenes, Bitteres, Giftiges; Sehsinn: Gefahr wird gesichtet; Tastsinn: z. B. Orientierung im Dunkeln; Gehörsinn: Gefahr wird gehört; Intelligenz: Wir setzen den Verstand ein, um die mit den Sinnen aufgenommenen Signale richtig zu interpretieren und einen Weg zu finden, der uns davor in Sicherheit bringt. Genuss: »gute Gene«, gesundes Essen usw.

8 HYP, III.112, S. 72 in der Übersetzung von Walter, H.

9 Gammenthaler, Reinhard: Kundalini-Yoga-Parampara – Die lebendige Tradition des Kundalini-Yoga, Simowa 2010, S. 134 f.

10 Die im Abendland üblichen Assoziationen von Luna (römische Mondgöttin) mit »weiblich-kühl-passiv« und Sol (römischer Sonnengott) mit »männlich-feurig-aktiv« greifen hier nicht, denn Shakti als weiblich-göttlicher Aspekt steht für das solare und Shiva als männlich-göttlicher Aspekt für das lunare Prinzip. Auch die Yin-Yang-Polarität des chinesischen Kulturkreises verhält sich der tantrischen Shiva-Shakti-Polarität gegenüber diametral. Deshalb macht es auch keinen Sinn, einen eher passiven, beruhigenden, mehr kühlenden Hatha-Yoga-Übungsstil »Yin-Yoga« und einen eher aktiven, anregenden, schweißtreibenden Stil »Yang-Yoga« zu nennen. (Yin ist attribuiert mit weiblich, dunkel, passiv, absteigend, rezeptiv; Yang mit männlich, hell, aktiv, aufsteigend, kreativ). In tantrischen Abbildungen sieht man Göttin Shakti stehend, wild und aktiv auf dem passiv daliegenden Gott Shiva thronen.

11 Lindenberg, Wladimir: Yoga – Mit den Augen eines Arztes, Schikowski 1966, S. 53

12 vgl. Gammenthaler, R.: Kundalini-Yoga-Parampara, S. 134 f.

13 Vegetatives Nerven- und endokrines Drüsensystem sind Programme, die vor langer Zeit angelegt wurden. Der Ursprung, das Steuerzentrum aller vegetativen und endokrinen Funktionen, ist der Hypothalamus, eine phylogenetisch sehr alte Struktur im Mittelhirn. Von hier aus gehen Nervenbahnen zur obersten Steuerdrüse Hypophyse und Nervenbahnen, die im Hirnstamm den großen Nervus vagus bilden, größter Nerv des Parasympathikus. Die Nervenstränge bzw. -fasern speisen sich im Sakral-, Brust- und Lendenbereich aus dem Rückenmark und verflechten sich in den entsprechenden Plexus mit ihren Gegenspielern vom Hirnstamm.« zitiert nach Dr. med. Elke Hecker

14 vgl. Der Spiegel, Heft v. 1996

15 vgl. Rücker-Vogler, U.: Der kosmische Tanz – Yoga und Astrologie, 1995

Kapitel III

1 gelernt bei Dona Holleman

2 Desikachar, T. K.V.: Yoga – Tradition und Erfahrung, S. 168

3 ebenda

4 gelernt bei Reinhard Gammenthaler, Dhirendra Brahmachari Schule

5 ebenda

6 gelernt bei Reinhard Gammenthaler

Kapitel IV

1 Wiltschek, Ingrid: Mudras. Weisheit in den Gebärden der Hände. Wiederentdeckt für meditatives Körpererleben, Selbstverlag 1998

2 Wiltschek, Ingrid: Mudras, S. 60 f.

Kapitel V

1 Pflanzen- und Tier-Asanas: Baum, Palme, Lotos, Feuerfliege, Heuschrecke, Spinne, Skorpion, Adler, Pfau, Kranich, Krähe, Taube, Reiher, Hahn, Schildkröte, Kobra, Frosch, Krokodil, Delfin, Fisch, Hund, Löwe, Affe, Kaninchen, Hase, Kuh, Kamel, Katze etc.

2 Siehe auch: Kapitel I unter: »Voraussetzungen für die Pranayama-Praxis«

3 Weiß, Hartmut: Quellen des Yoga, S. 116 (murccha und plavini fehlen im vorliegenden Kompendium); die Gheranda Samhita nennt folgende acht kumbhaka: sahita, suryabheda, ujjayi, shitali, bhastrika, bhramari, murccha, kevali (V. 46) in: Das indische Lehrbuch der Gherandasamhita, S.65

4 Weiß, Hartmut: Quellen des Yoga, S. 114 f.

5 ebenda, S. 113

6 Der Hatha-Yogin Reinhard Gammenthaler hat mich gebeten, folgende kleine Warnung im Buch unterzubringen: »Pranayama darf man erst praktizieren, wenn man mindestens 20 Minuten in einem perfekten Lotossitz verharren kann, d.h. mit beiden Knien auf dem Boden und alle drei Verschlüsse haltend. Andernfalls wirkt sich höherer Pranayama negativ auf den Übenden aus.« Gammenthaler folgt hiermit seinem Guru Dhirendra Brahmachari, verweist aber auch auf die Hathapradipika, in welcher der Lotossitz für die Wechselatmung (HYP II.7) und die Blasebalgatmung (HYP II.59–60) empfohlen wird. Weil ich BDY-zertifiziert bin, habe ich mich dazu verpflichtet, den Yoga für westlich geprägte Menschen anwendbar zu machen. Wenn jemand z. B. aufgrund von Knie- oder Hüftproblemen einen anderen Yogasitz für die Atemübungen wählt, so akzeptiere ich das. Wer den Lotossitz beherrscht, kann sich glücklich schätzen, denn die Sitz- und Atemqualität im Lotos ist hervorragend.

7 HYP, III.124. »Die mittlere Nadi (sushumna) wird durch das eifrige Üben der Yogin, durch Asana, Pranayama und Mudra, gerade.«

8 Mookerjee, Ajit/Khanna, Madhu: Die Welt des Tantra in Bild und Deutung, vgl. S. 181

9 van Lysebeth, A.: Die große Kraft des Atems, S. 102

10 Swami Sivananda: Die Wissenschaft des Pranayama. Atemübungen für mehr Lebensenergie, bessere Konzentration, Erweiterung des Bewusstseins, Hrsg. Yoga Vidya e. V., ohne Jahresangabe

11 ebenda, S. 85

12 ggf. den kleinen Finger noch außer Betracht lassen

13 Nach Dr. Shrikrishna beginnt hier die Einatmung immer über links, nach Anthony Lobo (Iyengar-Schule) über rechts. Die erste Variante ist üblicher.

14 gelernt auf Pranayama-Seminar von Helga Simon-Wagenbach (BDY) 1997

15 Diese Variante wird in den Yoga-Vidya-Häusern geübt, wobei hier zusätzlich starke Visualisierungen der Chakras mit ihren Attributen angeboten werden.

16 Im Hormon-Yoga nach Dinah Rodrigues wird bhastrika in allen möglichen Asanas (nicht nur in Yogasitzen) durchgeführt. Auch Reinhard Gammenthaler setzt die Blasebalgatmung vielfältig ein. Bhastrika und kapalabathi sind für ihn identische shad-karma, d.h. keine klassischen Pranayamas.

17 Hinweis von R. Gammenthaler

18 Von einigen Yogins ist bekannt, dass sie tagelang »atemlos« in einem überbewussten Zustand im Yogasitz verharren.

Kapitel VI

1 vgl. Wörterbuch der Religionen, S. 666 – Stichwort »Yoga«

2 Walter, Hermann: Kommentar zur HYP, S. 13: »...ins große Haus des purusha (ins Herz)...« in: Hatha-Yoga Pradipika – Die Leuchte des Hatha-Yoga, übersetzt 1891/93, Phänomen-Verlag 2009

3 ebenda, S. 48, 79

4 Swami Vivekananda: Raja-Yoga, esotera Taschenbücherei Bauer 1988, S. 119

5 Swami Sivananda: Die Wissenschaft des Pranayama – Atemübungen für mehr Lebensenergie, bessere Konzentration, Erweiterung des Bewusstseins, Hrsg. Yoga Vidya e. V., ohne Jahresangabe, S. 16

6 Sriram, R: Patanjali – Das Yogasutra – Von der Erkenntnis zur Befreiung. Einführung, Übersetzung und Erläuterung von R. Sriram, Theseus 2006, S. 36

7 ebenda, S. 37

8 Swami Vivekananda: Raja-Yoga, S 122

9 Grundlagen tibetischer Mystik, München 1982, S. 115; zitiert im BDY-Handbuch, S. 100

10 Fuchs, Christian in: Der Weg des Yoga. Handbuch für Übende und Lehrende, Hrsg. BDY, Vianova 1991, S. 11

11 Sanskrit-Glossar zusammengestellt im Auftrag des BDY von Karl, Veronika

12 Das Indische Yoga-Lehrbuch der Gherandasamhita, Institut für Indologie Wichtrach CH, Selbstverlag 2006,

13 Huchzermeyer, Wilfried: Das Yoga-Wörterbuch, edition sawitri 2006, S. 69 f.

14 Wikipedia

15 Eliade, Mircea: Yoga – Unsterblichkeit und Freiheit, Suhrkamp 1985, S. 238

16 Gammenthaler, Reinhard: Kundalini-Yoga-Parampara. Die lebendige Tradition des Kundalini-Yoga, Simowa 2010, Glossar S. 516

17 Mylius, Dr. Dr. habil Klaus: Wörterbuch Sanskrit-Deutsch,VEB Verlag Enzyklopädie, Leipzig, 1975

18 Swami Sivananda: Die Wissenschaft des Pranayama, Glossar S. 105

19 B.K.S. Iyengar: Licht auf Pranayama. Das grundlegende Lehrbuch der Atemschule des Yoga, Barth 1992, Glossar S. 332

20 vgl. Exkurs zum Begriff Hatha-Yoga in: Das indische Yoga-Lehrbuch Gherandasamhita, Hrsg. Institut für Indologie Wichtrach CH 2006, S. 6

21 vgl. Walter, Hermann zur HYP, S. 77

22 vgl. Panikkar, Raimon, Vorwort zu Bäumer, Bettina: Upanishaden. Befreiung zum Sein, Heyne 1994

Glossar

A

abhyasa (m)	entschlossenes Üben; beständige, regelmäßige Praxis
adhara	Stütze
adho	nach unten, abwärts
adho mukha shvanasana	shvana = Hund; Hundestreckung mit Gesicht (mukha) nach unten (adho)
advaita (n)	»Nichtzweiheit«, Einheit
advaita vedanta (m)	Vedanta-Lehre der Nichtzweiheit: atman = brahman
agni (m)	Feuer, Gott des Feuers; Hatha-Yoga: Verdauungsfeuer
agni sara dhauti (f)	Reinigung (dhauti) mittels (sara) Feuer (agni)
agni sari	Reinigungstechnik (kriya), die das innere Feuer anfacht
ahara (m)	Nahrung
ajagari (m)	wrtl.: »einer Riesenschlange gleich«; auch: große Schlange; Boa; Python
ajna chakra	Stirnchakra; »Befehlsgewalt, Weisung«; »Drittes Auge«; »Auge der Weisheit«
aklishta	leidlos
anahata chakra (n)	Herzchakra; wrtl.: »der nicht angeschlagene Ton«
ananda (m/n)	Glückseligkeit; Aufhebung des Ich-Bewusstseins
anandamaya kosha (m)	Glückseligkeitshülle; »die aus großer Freude bestehende Hülle«; »spiritueller Leib«, (maya = bestehend aus)
anga (n)	Glied
anjali (m)	Handfläche
anjali mudra (f)	Geste aneinandergelegter Handflächen; Grußgeste; Geste des Dankes
annamaya kosha (m)	physischer Körper; »aus Nahrung bestehender Leib« (maya = bestehend aus)
antara kumbhaka (m/n)	Atemfülle, »inneres« Atemanhalten nach der EA
anu	mit; einhergehend mit
anuloma	wrtl.: »mit dem Strich des Fells«; loma = Haar, Fell; übertragen: »in der natürlichen Ordnung«
anuloma pranayama (m)	hier: Atemtechnik zur Verlängerung der Ausatmung
anuloma ujjayi (f)	Atemtechnik zur Verlängerung der Ausatmung mit Reibelaut (ujjayi)
anumana (n)	logische Schlussfolgerung
anusvara (m)	Nachklang des getönten OM, der die Stille als feine Schwingung durchdringt
apana vayu (m)	wrtl.: »Herab-Atem« (apa-ana); auch: »Mondatem«; Manifestation von prana, (vayu = »Wind«); abgebende, ausscheidende Kraft im unteren Bauchraum
apanasana (n)	Yogaübung, die den apana anregt bzw. hochdrückt
ardha	halb
asana (n)	Yogahaltung, Körperhaltung des Hathayoga
ashram (m/n)	Einsiedelei; spirituelles Zentrum (sram = »sich anstrengen«)
ashta	acht

ashta karana (n)	Name eines Bewegungsablaufs: »Die acht Bewegungen der Wirbelsäule«
ashtanga	achtgliedrig
ashtanga vinyasa yoga (m)	südindischer (Mysore) Vinyasa-Yogastil der spät wiederentdeckten Yogakorunta, aufbereitet von Patabhi Jois, Schüler von Krishnamacharya
ashvini (f)	Stute
ashvini mudra (f)	»Geste der Stute«; abwechselndes An- und Entspannen der analen Schließmuskeln und der Beckenbodenmuskulatur
atman (m)	»göttliche Natur des Menschen«, »wahres Selbst«, »Einzelseele«
avidya (f)	wrtl.: »Nichtwissen«, falsches Wissen
avyakta	unentfalteter Zustand der pakriti
ayama	ausdehnen, verlängern, nicht zertreuen, lenken, steuern, kontrollieren
ayur	langes Leben
ayurveda (m)	die Wissenschaft vom (langen) Leben (veda = Wissen); altindische Medizinwissenschaft und Lebenslehre

B

bahya kumbhaka (m/n)	Atemleere, »äußeres« Atemanhalten nach der Ausatmung
bandha (m)	Verschluss, Bindung, Kontraktion
bhakti (f)	Verehrung, Anbetung in Liebe und Hingabe
Bhakti-Yoga (m)	Yoga der Liebe und Hingabe (einer der vier großen Yogawege)
bhati (f)	Glanz, Licht, Leuchten, Strahlen, Erhellung
bhastrika (f)	Blasebalg
bhastrika pranayama (m)	einer der acht in den Quellentexten beschriebenen »Kumbhakas«; geräuschvolle, wärmende klassische Pranayama
bheda	durchstoßen, durchbrechen, durchdringen, hindurchziehen
bhedana	bheda-ana: durchstoßender Atem
bhramari (f)	Biene
bhramari pranayama (m)	»das Bienensummen«, einer der acht in den Quellentexten beschriebenen Kumbhakas; klassische Pranayama
bija (n)	Keim, Same
bija-mantra (m/n)	Keimsilbe
Brahma (m)	Hindugott, Schöpfergott
Brahma nadi (f)	Synonym für sushumna nadi; Hauptnadi, die im Zentrum der Wirbelsäule verläuft
brahman (n)	das Absolute, »Gott ohne Form«, »All-Seele«
brahmarandhra (m/n)	»Öffnung« (randhra) zu Brahman; »Tor der Fontanelle«; ursprüngl. am »Dritten Auge« (Stirnchakra) geortet; Ende der sushumna
brmhana	wrtl.: »ausdehnen«; eine Funktion, die Wachheit, Expansion, Wärme und Motivation fördert
buddhi (f)	Organ der Unterscheidung und Erkenntnis; Vernunft; Intelligenz
buddhi mudra (f)	Geste der Unterscheidung und Erkenntnis

C

chakra (n)	wrtl.: »Rad, Wirbel«, Energiezentrum; Prana-Verdichtungsstufe
chandra (m)	Mond; bezeichnet 1. ida nadi »Mondkanal«, 2. apana vayu »Mondatem«, 3. Mündung von sushumna nadi im Gaumen, 4. linke Körperseite »chandranga«
chandramrita (n)	»Mondnektar«, Lebenselixier, Soma (tropft aus der Gaumengegend herab)
chandra bheda	»den Mond(kanal) durchstoßen«, also ida nadi; beruhigende, kühlende Pranayama
chandrange (n)	»Mondglied, -teil«; linke Körperhälfte, -seite
chitta (n)	Wahrnehmungs- und Denkorganismus, der Intellekt, Sinne und Psyche umfassst; »Geist«, »Bewusstsein« (Hermann Walter), »Denksubstanz« (Vivekananda), »Unterbewusstsein« (Sivananda)

D

danda (m)	»Stock, Stab« als Synonym für die Wirbelsäule
dandasana (n)	Stocksitz, Stabhaltung
darshana (n)	philosophisches System, Weltanschauung, Weltsicht
dhauti (f)	Reinigung
dirgha	lang, verlängert
drashtri (m)	»Seher, Zeuge«, Bezeichnung für purusha
drishti (f)	Blick, Sichtweise; im Hatha-Yoga: Fokussierung des Blicks (z. B. auf ajna chakra)
dva (dvi)	zwei

E

eka	eins
ekagrata (f)	auf einen Punkt konzentriert

G

Ganesha (m)	Hindugott, Elefantengott, Hüter der »Unterwelt« (patala)
Gheranda	Autor bzw. Kompilator einer Hatha-Yoga-Schrift um 1450 n. Chr.
Gherandasamhita	»Die Sammlung des Gheranda« (1450); auch: »Perle des Yoga« (Yogaratna)
go (f)	Kuh
gomukh	Kuhgesicht
gomukhasana (n)	Kuhgesichthaltung, auch »Kuhmaul« genannt
granthi (m)	»Knoten«; Blockade, Hindernis, Hürde

grihasta (m)	»Familienvater, Haushälter«; Mensch im Berufs- und Familienleben
guna (m)	Grundeigenschaft, Qualität

H

ha	(symbolisch) »Sonne« für prana vayu, den »Sonnenatem«
HA-Atmung	Atemtechnik, bei der unter Einsatz der Stimme laut auf »HA« ausgeatmet wird
hala (m/n)	Pflug
halasana (n)	Pflughaltung
HAM	Keimsilbe, die das Kehlchakra »anspricht« (in Schwingung versetzt)
hasta (m)	Hand
hasta bandha (m)	»Handverschluss«, mit der Handmuskulatur ausgeführte Kontraktion
hasta mudra (f)	Fingergeste, Handgebärde
hatha (m)	man findet folgende Übersetzungen: »gegen den Willen«; »mit Macht, unweigerlich«; »Kraft, Ausdauer, Energie«; »Körperbeherrschung«; »straffe Disziplin«; »Hartnäckigkeit, Unterdrückung«, »gewaltsame Anstrengung«; »Notwendigkeit«; »Gewalt, Kraft, Anstrengung«; »Zwang«; »auf seinem Kopfe bestehen«
Hathapradipika (f)	»Leuchte des Hatha-Yoga«, Hatha-Yoga-Schrift (1350, 1550 n. Chr.) von Svatmarama
hathavidya (f)	Hatha-Yoga-Wissen (vidya = Wissen)
HYP	Hatha-(Yoga)-Pradipika

I

ida	erfrischend, kühlend, auch »Mond«
ida nadi (f)	»die Erfrischende«; feinstofflicher Energiekanal, der beruhigende, kühlende »Mondenergie« über das linke Nasenloch transportiert und links entlang der Wirbelsäule verläuft

J

jala (n)	Wasser; auch: »Netz« (der Nadis)
jala neti (f)	Reinigungstechnik (kriya): Nasenspülung
jalandhara bandha I (m)	Kehl- oder Kinnverschluss, der das Netz der Nadis (jala) abdichtet, stützt (dhara)
jalandhara bandha II (m)	Nackenverschluss, der das Netz der Nadis (jala) abdichtet, stützt (dhara)
janu (m/n)	Knie
janushirshasana (n)	»Kopf-zum-Knie-Haltung« (Sitzhaltung); »Kniekuss«
jnana (n)	Erkenntnis, Wissen
jnana mudra (f)	Geste der Erkenntnis

K

kanda (m/n)	weiße eiförmige »Knolle, Anschwellung«; Ursprungsort der Nadis, je nach Quelle an der Wirbelsäulenbasis oder im Nabelzentrum lokalisiert
kapala (n)	Kopf, Schädel; auch: »Gehirn«
kapalabathi (f)	»Kopfglanz« (bhati = Glanz); Reinigungstechnik (kriya), die die Kopfhöhlen reinigt bzw. das Haupt zum Leuchten bringt
karana (n)	im Hatha-Yoga: Bewegungsablauf bestehend aus aneinandergereihten Asanas
karma (n)	»Tat, Handlung«; Gesetz von Ursache und Wirkung
karna (m)	Ohr
karnapidasana (n)	Ohrdruckhaltung
kaya (m)	Körper
kayasadhana (f)	Übungsweg des Körpers
kevala	ganz, vollständig, absolut rein
kevala kumbhaka (m/n)	der während der Meditation spontan eintretende natürliche Stillstand des Atems
khechari mudra (f)	»Zungensiegel«; hier: Zungenspitze wird an den weichen Gaumen gelegt; ursprüngl. wird die durch »Melken« und operative Eingriffe verlängerte Zunge in den Rachenraum eingeführt, um zu verhindern, dass der sich dort absondernde »Mondnektar« (chandramrita), der als Lebenselixier gilt, vom Verdauungsfeuer verschlungen wird
klishta	leidvoll
kona (m)	Winkel
kosha (m)	»Hülle«, Gefäß, Leib, Körper, Bewusstseinsträger
krama (m)	Schritt, Stufe, zeitliche Abfolge
kriya (f)	wrtl. »Handlung, Ritus«; hier: Reinigungstechnik des Hathayoga
kumbhaka (m/n)	Atemanhalten, Atemverhaltung; bezeichnet auch die in den Quellentexten beschriebenen »acht Kumbhakas« (klassische Pranayamas)
kundala	zusammengerollt
kundalini (f)	schlummernde, zusammengerollte Schlangenkraft
kurma (m)	Schildkröte
kurma mudra (f)	Schildkrötengeste

L

LAM	Keimsilbe, die das Wurzelchakra »anspricht« (in Schwingung versetzt)
langhana	wrtl.: »fasten«, verringern; eine Funktion, die Ruhe, Reduktion, innere Sammlung, Kühlung fördert
laya (m)	»Auflösung, Verschwinden, Vernichtung« (des Relativen); Stille, Verschmelzung mit dem Absoluten
loma (n)	Haar, Fell

M

maha	groß
maha bandha (m)	»großes Schloss«, großer Verschluss
maha mudra (f)	»großes Siegel«
maha prana (m)	»große«, allumfassende Lebensenergie
mala (n)	Unreinheiten, Schlacken, psychische Belastungen; alles, was das Wohlbefinden trübt und die Wahrnehmung verschleiert
mala shodhana kriya (f)	Reinigungstechnik (kriya), die von Unreinheiten (mala) befreit
manipura chakra (n)	Nabelchakra, »Stadt der Juwelen«
manas (n)	Bereich der Gedanken, Gefühle, Wünsche; nimmt Sinneseindrücke auf
mantra (m/n)	heilige Silbe, kraftgeladenes Wort; oder mehrere Silben bzw. Wörter; »jenes, was das Denken übersteigt« (man = denken)
manomaya kosha (m)	Mentalhülle, »die aus Denken, Fühlen, Wünschen (manas) bestehende Hülle« (maya = bestehend aus)
matra (f)	Maßeinheit für Pranayama; ein matra entspricht etwa einer Sekunde
maya (f)	Schleier der Illusion, Täuschung
maya	bestehend aus
meru (m)	mythischer Berg, »Zentrum des Universums«
merudanda (m)	mythische Achse des Universums, »Weltachse« als Bezeichnung für die menschliche Wirbelsäule
mitahara (m)	maßvolle Ernährung
moksha (m)	Befreiung
mudra (f)	Geste, Gebärde, Siegel
mukha (m/n)	Gesicht
mula (n)	Wurzel
mula bandha (m)	Wurzelverschluss
muladhara chakra (n)	Wurzelchakra, »Wurzelstütze« (adhara = Stütze)

N

nada (m)	Laut, Klang
nadi (f)	»Röhre«, Kanal, Leitung, Energiekanal, Pranabahn; ursprüngl. (z. B. nach Susruta, einem altindischen Mediziner) Nerven, Venen, Arterien (nad = Schwingung)
nadi shodhana (n)	Reinigungstechnik (kriya) zur Reinigung der Nadis; Wechselatmung
nam	sich verbeugen, anbeten, verehren
namah, namas (n)	Verehrung, Ehre; Gruß (z.B. ramaya namah = Verehrung sei dem Rama)
namaste	wrtl. »Verehrung Dir!«, indischer Gruß, Danksagung
Nervus vagus	größter Nerv des parasympathischen Systems; sorgt für Bewahrung der Energie
nidra (f)	Schlaf

Nil Hahoutoff	Yogameister; Exilrusse, der um 1950 in Frankreich wirkte; Begünder einer Hatha-Yoga-Schule, die in Frankreich Verbreitung findet durch seine direkten Schüler Patrick Tomatis, Elisabeth Combier und Felipe de Fallois
nirodha (m)	Ruhe, Stille, Stillstand, Stilllegung
nyasa	zusammenstellen, -fügen, platzieren

O

OM (AUM)	heilige Keimsilbe, die das Stirnchakra »anspricht« (in Schwingung versetzt); Urklang der Schöpfung; kosmische Schwingung

P

pada (n)	Fuß, auch: Bein
pada bandha (m)	»Fußverschluss«, mit der Fußmuskulatur ausgeführte Kontraktion
padma (n)	Lotos
pancha	fünf
paschima (f)	»Westen«, im Hatha-Yoga: »Körperrückseite« (Sitz des Unbewussten), auch Bezeichnung für die Wirbelsäule
paschimapattin	Synonym für sushumna
patala (n)	»Unterwelt«; Unterbewusstsein
Patanjali	Autor bzw. Kompilator des »Yogasutra« (Entstehung 200 v./200 n. Chr.); legendär fiel er (pat = fallen) auf die Handfläche (anjali) einer tugendhaften Frau namens Gonika
pida (f)	Druck
pingala	rotbraun, feurig; auch: »Sonne«
pingala nadi (f)	»die Feurige, die Rotbraune«; feinstofflicher Energiekanal, der anregende, wärmende »Sonnenenergie« durch das rechte Nasenloch transportiert und rechts entlang der Wirbelsäule verläuft
Plexus	Nervengeflecht
Power Yoga	erst Markenname für Ashtanga-Vinyasa-Yoga; später aus eben diesem von Bryan Kest entwickelter Vinyasa-Yoga-Stil
pramana (n)	Erkenntnismittel (z. B. Sinneswahrnehmung)
prana (m)	wrtl. »Hervor-Atem« (pra-ana); die alles erfüllende Lebensenergie; auch: Atem (als Träger dieser Energie)
prakrita (adj./m)	natürlicher, frei fließender Atem; auch: gewöhnlicher Mensch
prakriti (f)	schöpferische Urnatur des Stofflichen; Prinzip der Materie
pranapana (m)	vereinigtes prana und apana (vayu)
prana vayu (m)	aufnehmende, aufbauende Kraft im Brustraum, »Sonnenatem« (vayu = »Wind«); Manifestation von prana
pranamaya kosha (m)	Atemhülle, »die aus Lebensenergie bestehende Hülle« (maya = bestehend aus)

pranayama (m)	Atemkontrolle bzw. Prana-Lenkung; ayama = ausdehnen, verlängern, sammeln, lenken, steuern, kontrollieren; bezeichnet die Atemschule des Hatha-Yoga
pranavrittinirodha (m)	Atemstillstand
pratyahara	Zurückziehen der Sinne von dem, was nährt (ahara = Nahrung)
puraka	einatmen, wrtl.: »das Hineinziehen in die Stadt«
puraka krama (m)	Entwicklung der EA in Schritten (krama = Stufe, Schritt, zeitliche Abfolge)
purna	voll, vollständig
purna uddiyana bandha (m)	vollständiger Bauchverschluss
purusha (m)	wrtl.: »Mensch«; ewig ruhendes zeitloses Bewusstsein; »wahres, höchstes, spirituelles Selbst«; »Geistprinzip«
purva (n)	»Osten«, im Hatha-Yoga »Körpervorderseite« (Sitz des Bewusstseins)
PYS	Patanjalis Yogasutra

R

raja (m)	König, Herrscher
Raja Yoga	»königlicher Yogaweg«; darunter versteht man den klassischen Ashtanga-Yoga des Patanjali, seit Vivekananda seine Übersetzung der Yoga Sutras so bezeichnete
RAM	Keimsilbe, die das Nabelchakra »anspricht« (in Schwingung versetzt)
randhra (m/n)	Öffnung
rechaka	ausatmen, »das Verteilen«
rechaka krama (m)	Entwicklung der AA in Schritten (krama = Stufe, Schritt, zeitliche Abfolge)
Rudra	»Gott der Stürme«; später identisch mit Shiva

S

Sada Shiva	Sinnbild für unendliches, zeitloses, kosmisches Bewusstsein
sadhana (f)	yogischer Übungsweg
sadhaka (m), sadhika (f)	ein(e) nach spiritueller Selbstverwirklichung strebende(r) Yogin(i)
sahasrara chakra (n)	Scheitelchakra, wrtl.: »Rad der tausend Speichen«
sahasrara padma (n)	»Tausendblättriger Lotos«; Bezeichnung für Scheitelchakra
sahita kumbhaka (m/n)	willentlich herbeigeführtes Atemanhalten im Gegensatz zu kevala kumbhaka
Shakti	Hindugöttin und tantrische Göttin; Gemahlin, Antipode von Shiva; weiblicher Aspekt göttlicher Energie
samadhi (m)	Einswerdung; höchster Meditationszustand; Erleuchtung, Vollendung; achtes Glied des klassischen Ashtanga-Yoga

samana vayu (m)	wrtl.: »zusammen-atmen« (sam-an); 1. zusammenführende, integrierende, klärende Kraft in der Nabelgegend, (vayu = »Wind«); Manifestation von prana; 2. eine Funktion, die Ausgleich, Klärung, Harmonie, Integration fördert
samavritti (f)	Gleichmaß (sama) aller vier Atemphasen, ausgeglichenes Atemverhältnis
samhita (f)	Text- oder Themensammlung, Kompendium
samkhya (n)	wrtl.: »Aufzählung« (der 25 tattvas = Grundprinzipien des »Seins«, des Universums); eines der sechs philosophischen Systeme (darshana) Indiens; dualistische Weltanschauung
samsara (m)	Kreislauf der Wiedergeburten
sara	mittels
sarvangasana (n)	»alle (sarva) Glieder (anga) Haltung (asana)«; Schulterstand, Kerze,
sattva (n)	einer der drei gunas (Grundeigenschaften der Natur): rein, lichtvoll, harmonisch
shaddarshana (n)	die sechs philosophischen Systeme Indiens
shanka mudra (f)	Geste des Muschelhorns
shanmukhi mudra (f)	Geste zum Verschließen der sechs Kopföffnungen
shanti (f)	Frieden
shat	sechs
shat chakra (n)	die sechs Energiezentren, die im menschlichen Körper lokalisiert werden
shat chakra bheda	das Durchstoßen (bheda) der sechs Chakras
shava (m/n)	Leichnam, Toter
shavasana (n)	Totenlage, Leichenhaltung (tiefenentspannende Yogahaltung)
setu (m)	Brücke
setu bandhasana (n)	»gebundene Brücke«, Schulterbrücke
siddha	vollkommen, vollendet
shirsha (n)	Kopf, Schädel
shita	kalt, kühl
shitali (f)	»die Erfrischende«
shitali pranayama (m)	einer der acht in den Quellentexten beschriebenen Kumbhakas; klassischer kühlender Pranayama
sitkari (f)	»die Geräuschvolle«; EA auf den Laut »sit«
sitkari pranayama (m)	einer der acht in den Quellentexten beschriebener Kumbhakas; klassischer kühlender Pranayama
Shiva	Hindugott »der Zerstörer« und tantrischer Gott; Schutzgott, Gemahl und Antipode von Shakti; männlicher Aspekt göttlicher Energie
Shiva Samhita (f)	Hatha-Yoga-Schrift, ca. 1700 n. Chr. entstanden
shvana (m)	Hund
Sinus caroticus	Anfangserweiterung am Ursprung der inneren Kopfschlagader (Arteria carotis interna)
smriti (f)	Erinnerung, Gedächtnis
sthira	fest, stabil, sicher
sukha	wrtl.: süß, angenehm, leicht, mühelos

sukhasana (n)	wrtl.: »süßer Sitz«, Schneidersitz
sukhapurvaka	leichte, angenehme (»süße«) Praxis
sukshma	fein, unangestrengt, regelmäßig
supta	liegend
supta konasana (n)	liegende »Winkelhaltung« (kona = Winkel)
surya (m)	Sonne, Sonnengott; bezeichnet 1. pingala nadi »Sonnenkanal«, 2. prana vayu »Sonnenatem«, 3. das Feuer im Nabelchakra (Solarplexus), 4. rechte Körperseite (suryanga)
surya bheda kumbhaka (m)	»die (den) Sonne(nkanal) durchstoßen«, also pingala nadi; wärmender Pranayama mit kumbhaka (Atemverhaltung); auch: »suryabhedana«; einer der acht in den Quellentexten beschriebenen Kumbhakas
surya namaskara (m)	Sonnengruß, Sonnengebet
suryange (n)	»Mondglied, -teil«; rechte Körperhälfte, -seite
sushumna	gnädig, hold, anmutig, liebenswürdig
sushumna nadi (f)	»die sehr Gnädige«; Energiekanal im Zentrum der Wirbelsäule, Hauptnadi
sutra (n)	»Faden, Leitfaden, Richtschnur«; Aphorismus; kurz und treffend formulierter Gedanke; Merksatz
svadisthana chakra (n)	Genitalchakra; »Stütze des Selbst«
Svatmarama	Autor bzw. Kompilator der 1400 n. Chr. verfassten Hathapradipika »Leuchte des Hathayoga«

T

tada (m)	Berg
tadasana (n)	Berghaltung
tantra (n)	»Gewebe«; System, Methode, revolutionäre Epoche in Indien ab 500 n. Chr.
tattva (n)	»Das Sein«; Grundprinzip des Seins
tha	(symbolisch) »Mond« für apana vayu, den »Mondatem«
tri	drei

U

udana vayu (m)	wrtl.: »Herauf-Atem«; den Kehlraum regierende Kraft (vayu = »Wind«); Manifestation von prana
udara (n)	Bauch
udara bandha (m)	Bauchverschluss
uddiyana	wrtl. »hochfliegen, hinauffliegen«
uddiyana bandha (m)	Zwerchfellverschluss, mittlerer Verschluss
ujjayi (f)	»die Siegreiche, die Eroberin«; Atemtechnik mit Reibelaut, einer der acht in den Quellentexten beschriebenen kumbhakas

upanishad	wrtl.: »nahe sitzen bei(m Guru)«; Unterweisung; altindische Textsammlungen ab ca. 600 v. Chr. Auf mündliche Überlieferungen beruhend
urdhva	nach oben gerichtet
utkata	hockend, kauernd, wrtl.: »hoch, angehoben«; auch: mächtig, heftig, gewaltig
utkatasana (n)	kraftvoll ausgeführte »Hockhaltung«

V

vaikrita (n)	»künstlicher«, manipulierter Atem
vairagya (n)	Loslassen, Nichtanhaften
vajra (n)	Donnerkeil, Blitz; Waffe des Gewittergottes Indra
vajrasana	Donnerkeilsitz, Fersensitz
VAM	Keimsilbe, die das Genitalchakra »anspricht« (in Schwingung versetzt)
vayu (m)	»Wind«; »Gott des Windes«; Luft; auch: Atem; Manifestation von Prana
veda (m)	Wissen; die Veden (Textsammlung)
vedanta (m)	»Ende (anta) des Wissens (veda)«; »endgültige Auslegung des Veda«, vollendetes Wissen; Zusammenfassung der Gedankenwelt der Upanishaden, monistische Weltanschauung
vi	in besonderer Weise, wohldurchdacht
vidya (f)	Wissen
vijnanamaya kosha (m)	Intelligenz- oder Erkenntsnishülle; »die aus Vernunft, Intelligenz bestehende Hülle« (maya = bestehend aus)
vikalpa (m)	Vorstellungskraft, Fantasie, Einbildung
viloma	wrtl.: »gegen den Strich des Fells«; loma = Fell, Haar; übertragen: »gegen die natürliche Ordnung«; Atemtechnik, die den Atemfluss durch regelmäßig gesetzte Atempausen unterbricht und damit die AA oder die EA verzögert; Intervallatmung
viloma pranayama (m)	hier: Atemtechnik zur Verlängerung der EA
viloma ujjayi	Atemtechnik zur Verlängerung der EA mit Reibelaut
vinyasa (m)	in besonderer Weise, wohldurchdacht (vi) zusammengestellter (nyasa) fließender Bewegungsabauf in Koordination mit dem Atem
viparita	»umgekehrt«; nach innen gekehrt
viparita karani	»umgekehrt handeln« (kar = handeln)
viparita karani mudra (f)	»Umkehrsiegel«; Umkehrhaltung, »halbe Kerze«
viparyaya (m)	Irrtum, Missverständnis, Täuschung
Vishnu	Hindugott, »der Erhalter«
Vishnu mudra (f)	Vishnu-Geste; Handhaltung für Pranayama
vishuddha chakra (n)	Kehlchakra; »chakra der Reinheit«
vritti (f)	Welle, Bewegung, Aktion
vyakta	manifestierter Zustand der prakriti

vyana vayu (m)	wrtl.: »durchdringender Atem«; Kraft mit Verteilerfunktion; (vayu = »Wind«); Manifestation von prana

Y

YAM	Keimsilbe, die das Herzchakra »anspricht« (in Schwingung versetzt)
yoga (m)	»Verbindung, Vereinigung« von yui = »anschirren, anjochen«
yogachittavrittinirodha	»Yoga ist das Zur-Ruhe-Kommen sinnlich-mentaler Aktivität«
Yogasutra (n)	»Yoga Merksätze«; klassische Yogaschrift von Patanjali ca. 200 v./200 n. Chr.
yogin, yogi (m)	ein Mann, der Yoga praktiziert, bzw. den Yogaweg geht
yogini (f)	eine Frau, die Yoga praktiziert, bzw. den Yogaweg geht
yui	anschirren, anjochen

Quellennachweis

I. Pranayama-Praxis

Klassische Pranayamas und andere Yoga-Atemübungen aus verschiedenen Hatha-Yoga-Schulen habe ich gelernt in Seminaren bei:

Bretz, Sukadev; Schütz, Keshava; Hehn, Dieter u. a. (Yoga Vidya/ Swami Sivananda)

Choudhuri, Dr. Brahmananda, Yogacharya Berlin (Klassischer Hatha-Yoga aus Bengalen)

Gammenthaler, Reinhard, Hatha-Yogin (Dhirendra Brahmachari)

Greve, Peter, Ashtanga-Vinyasa-Yoga – ujjayi (Patabhi Jois)

Holleman, Dona (B. K. S. Iyengar-ähnlich)

Lobo, Anthony; Scholz, Beate u. a. (B. K. S. Iyengar)

Shrikrishna, Dr. Bushan; Kaivalyadhama Yogic Health Center Mumbai (Swami Kuvalayananda)

Simon-Wagenbach, Helga/BDY (Krishnamacharya/T. K. V. Desikachar)

Trökes, Anna/BDY; Pinter-Neise, Jutta/BDY (Yoga der Energie/ Boris Tatzky)

Willenbacher, Horst; Combier, Elisabeth; de Fallois, Felipe; Tomatis, Patrick (Nil Hahoutoff)

II. Literatur

Avalon, Arthur (Sir John Woodroffe): Die Schlangenkraft – Die Entfaltung schöpferischer Kräfte im Menschen, Barth 1994 (6. Auflage, 1. Auflage 1936)

Ayya Khema: Meditation ohne Geheimnis, dtv 1999 (1. Ausgabe Theseus 1988)

Bäumer, Bettina: Upanishaden – Befreiung zum Sein, Heyne 1994

BDY Handbuch: Der Weg des Yoga – Handbuch für Übende und Lehrende, Hrsg. BDY, Via Nova 1991

BDY Studienbegleitung in der Yogalehrausbildung. Zusammengestellt im Auftrag des BDY von Anna Trökes: Pranayama, 1994; Petra Pramschiefer: Medizinische Grundlagen, 1996; Veronika Karl: Sanskrit-Glossar, 1997

Bertholet, Alfred: Wörterbuch der Religionen, Kröner 1985

Brahmachari, Dhirendra: Yoga hilft heilen, Bauer 1983

Desikachar, T.K.V.: Yoga – Tradition und Erfahrung. Die Praxis des Yoga nach dem Yoga Sutra des Patanjali, Via Nova 1997

Eliade, Mircea: Yoga – Unsterblichkeit und Freiheit, Suhrkamp 1960

Gammenthaler, Reinhard: Kundalini-Yoga-Parampara. Die lebendige Tradition des Kundalini-Yoga, Simowa 2010

Huchzermeyer, Wilfried: Das Yoga-Wörterbuch. Sanskritbegriffe – Übungsstile – Biographien, Edition Sawitri 2006

Iyengar, B.K.S.: Licht auf Pranayama. Das grundlegende Lehrbuch der Atemschule des Yoga, Barth 1981

Lindenberg, Wladimir: Yoga – Mit den Augen eines Arztes, Schikowski 1966

Luby, Sue: Hatha Yoga for Total Health, Prentice-Hall 1977 (dt.: Entspannen, auftanken, sich wohl fühlen, Rowolt 1984)

Mookerjee, Ajit/Khanna, Madhu: Die Welt des Tantra in Bild und Deutung, Barth 1978

Petersen, Erling: Yoga – Das große Übungsbuch für Anfänger und Fortgeschrittene, Heyne 1986

Prakash Prem/Stoler Miller, Barbara: Yoga – Der innere Weg zur Freiheit, Krüger 1995

Ramm-Bonwitt, Ingrid: Mudras. Geheimsprache der Yogis, Bauer 1987

Rücker-Vogler, Ursula: Der kosmische Tanz. Yoga & Astrologie, Kösel 1995

Schirner, Markus: Atem-Techniken. Zahlreiche einfache Atem-Übungen zur Selbstheilung, Verjüngung und Harmonisierung, Schirner 2010

Sen Gupta, Ranjit: Pranayama. A Conscious Way of Breathing, New Age Books 2000

Shrikrishna, Bushan, Dr.: Essence of Pranayama, Ishwardas Chunilal 1985

Sivananda, Swami: Die Wissenschaft des Pranayama. Atemübungen für mehr Lebensenergie, bessere Konzentration, Erweiterung des Bewusstseins, Hrsg. Yoga Vidya e. V., ohne Jahresangabe

Sriram, R.: Patanjali – Das Yogasutra. Von der Erkenntnis zur Befreiung. Einführung, Übersetzung und Erläuterung von R. Sriram, Theseus 2003

Thomi, Peter: Das indische Lehrbuch Gherandasamhita, Hrsg. Institut für Indologie Wichtrach-CH 2006

van Lysebeth, André: Die große Kraft des Atems. Richtig atmen lernen durch Yoga, Barth 1971

Vishnu-Devananda, Swami: Hatha Yoga Pradipika – Von Swatmarama. Die klassische Anleitung für die fortgeschrittene Hatha Yoga Praxis. Kommentare von Brahmananda und Swami Vishnu-Devananda, Hrsg. Sivananda Yoga Vedanta Zentrum 1987

Vivekananda, Swami: Raja-Yoga, Bauer 1988

Walter, Hermann: Swami Svatmarama – Hatha-Yoga Pradipika. Die Leuchte des Hatha-Yoga. Übersetzt 1991/93 von Hermann Walter, Phänomen 2009

Weiß, Hartmut: Quellen des Yoga. Übersetzung und Kommentierung klassischer Sanskrit-Texte zur Körper- und Geistesschulung, Selbstverlag 1995

Wieland, Helmtrud: Das Spektrum des Yoga. Seine weltanschaulichen Grundlagen und Entwicklungen, Hinder + Deelmann 1992

Wiltschek, Ingrid: Mudras – Weisheit in den Gebärden der Hände. Wiederentdeckt für meditatives Körperleben, Selbstverlag 1998

Yesudian, Selvarajan/Haich, Elisabeth: Sport + Yoga, Drei Eichen 1972

III. Beratung

Heilpraktiker/Gesundheitsberater Werner Breitmaier: Säure-Basen-Haushalt

Neurologin Dr. med Elke Hecker: Vegetatives Nervensystem/Endokrines Drüsensystem

PC-Fachmann Frank König: Technische Hilfe am PC

Yogalehrer (IYL / BDY) Klaus König: Sanskrit-Begriffe/Quellentexte

IV. Abbildungen

Asanas	Yogafont Internet-freeware © Bill Grainger
Chakras	15483865 © iStock
Human Evolution	6924402 © iStock

S. 12	fotolia_2248687 © Darran Lenton
S. 58	fotolia_8707544 © Mahesh Patil
S. 76	fotolia_17553263 © Bernd S.
S. 92	fotolia_7284358 © danielschoenen
S. 98	fotolia_8478677
S. 124	fotolia_43538 © Mark Aplet

Grafiken © Sarifa. Visuelle Kommunikation